本书系中国博士后科学基金资助项目（project funded by China postdoctoral Science Foundation）（项目编号：2021M691881）研究成果

医学专业研究生教育与保障体系研究文论

胡伟力 著

西南交通大学出版社
·成 都·

图书在版编目（CIP）数据

医学专业研究生教育与保障体系研究文论 / 胡伟力著. —成都：西南交通大学出版社，2021.10
ISBN 978-7-5643-8272-8

Ⅰ. ①医… Ⅱ. ①胡… Ⅲ. ①医学教育 – 研究生教育 – 研究 – 中国 Ⅳ. ①R-1

中国版本图书馆 CIP 数据核字（2021）第 204841 号

Yixue Zhuanye Yanjiusheng Jiaoyu yu Baozhang Tixi Yanjiu Wenlun
医学专业研究生教育与保障体系研究文论

胡伟力 / 著　　　　　　责任编辑／赵玉婷
　　　　　　　　　　　　助理编辑／姜远平
　　　　　　　　　　　　封面设计／原创动力

西南交通大学出版社出版发行
（四川省成都市金牛区二环路北一段 111 号西南交通大学创新大厦 21 楼　610031）
发行部电话：028-87600564　028-87600533
网址：http://www.xnjdcbs.com
印刷：成都勤德印务有限公司

成品尺寸　170 mm×230 mm
印张　14.25　　字数　219 千
版次　2021 年 10 月第 1 版　　印次　2021 年 10 月第 1 次

书号　ISBN 978-7-5643-8272-8
定价　78.00 元

图书如有印装质量问题　本社负责退换
版权所有　盗版必究　举报电话：028-87600562

序

2020年，注定是不平凡的一年。

农历新年前夕，一场突如其来的新冠疫情打破了欢乐祥和的节日氛围。在抗击疫情的国家行动中，我们再一次深深地感受到了中国共产党的伟大、中国人民的伟大，中华民族的伟大，再一次深深地体会到了"人民有信仰，国家有力量，民族有希望"。在以习近平同志为核心的党中央的坚强领导下，在全国人民的勠力同心下，当前疫情防控已取得重大阶段性胜利。然而，新冠疫情仍然在全球肆虐，对国际经济社会的影响不可估量。

在抗击新冠疫情的伟大战役中，伟大的中国人民做出了巨大的历史贡献，在与病毒抗争的第一线，活跃着一群当代最可爱的人——白衣天使。这一群"白衣执甲"的最美逆行者中，绝大多数是我国自主培养的医务工作者。医学教育，尤其是医学专业研究生教育，已成为我国培养高层次医学人才的主要渠道，为我国卫生健康事业发展奠定了坚实基础，为健康中国战略提供了坚强的人力资源保障。党的十八大以来，我国医学专业研究生教育迈入了全新的发展时期，为卫生健康事业输送了大批高素质人才，医学专业研究生教育的巨大历史贡献已全面体现在此次抗击新冠疫情过程中。

在肯定历史功绩的同时，我们依然不能忘记，当前我国各项事业仍处于深化改革的关键时期，医学专业研究生教育同样面临进一步深化改革的挑战。2020年7月29日，全国研究生教育会议在京召开。这是中华人民共和国成立70多年来，第一次召开全国研究生教育大会，在我国研究生教育发展史上具有里程碑意义。习近平总书记就研究生教育工作作出重要指示，强调要适应党和国家事业发展需要，培养造就大批德才兼备的高层次人才。9月17日，国务院办公厅印发《关于加快医学教育创新发展的指导意见》，提出当前我国医学教育仍然面临的主要困境：面对疫情提出的新挑战、实施健康中国战略的新任务、世界医学发展的新要求，我国医学教育还存在人才培养结构亟需优化、培养质量亟待提高、医药创新能力有待提升等问题。

  我国卫生健康事业发展依然任重道远，医学专业研究生教育改革任务依然繁重，与之相关的保障体系建设依然有待完善。有鉴于此，笔者结合长期从事医学专业研究生教育以及卫生健康法律体系建设研究经历，对我国医学专业研究生教育及其保障体系进行了系统回顾，深入分析了当前我国医学专业研究生教育存在的主要问题，结合实践工作对理论问题进行了探索性解答。这一系列思考和探索，未必会是令每个人都信服的结论或方案，但冀望能以"一家之言"为引，激发更多学者和业界人士关注并思考医学专业研究生教育及其保障体系的发展改革，终收"博采众长"之效。

  本书是笔者在厦门大学教育学博士后流动站从事科学研究期间的成果总结，获得了中国博士后科学基金资助。因笔者水平有限，书中难免存在错误和疏漏，敬请各位读者批评指正。

  是为序。

谢伟力
2021 年 6 月

目 录

第一编　医学研究生考试与评价

- 深化医教协同视域下临床医学类硕士专业学位研究生招考制度改革实践及其深层困境剖析 ……………………………………………………002
- 临床医学类硕士研究生分类招考制度改革研究 ………………………015
- 临床医学专业学位硕士研究生临床能力考核的难点及对策研究 ……………………………………………………………………………022
- 美国临床能力评价实践对构建我国临床医学硕士专业学位研究生培养质量评价体系的启示 ……………………………………………028

第二编　医学研究生人才培养改革

- 我国临床医学专业学位发展概述 ………………………………………032
- 构建临床医学硕士专业学位研究生教育与住院医师规范化培训"双轨合一"培养模式的难点及对策 ……………………………051
- 基于"5+3"改革加强临床医学硕士专业学位研究生临床能力培养的难点及对策——以重庆医科大学为例 …………………………060
- 基于"5+3+X"改革的临床医学博士专业学位教育与专科医师规范化培训并轨培养探索 ……………………………………………071

第三编　研究生考试招生制度改革

- 硕士研究生初试自命题工作的深层困境及对策 ………………………086
- 深化我国研究生选拔培养制度改革的思考与建议 ……………………096

第四编　我国研究生教育历史沿革与国际比较

- 我国研究生教育制度的创立与发展 …………………………… 124
- 我国研究生教育制度的改革与发展 …………………………… 128
- 国外研究生教育制度模式与评价 ……………………………… 137

第五编　研究生教育发展与改革保障体系

- 构建以适应经济社会发展需求为导向的专业学位研究生培养质量保障体系的难点及对策 …………………………………… 152
- 以导师遴选为契机加强导师队伍建设 ………………………… 162
- 加强体制创新全面提升研究生培养质量 ……………………… 169
- 中国特色现代大学制度的建设思路探析 ……………………… 176

第六编　研究生思想政治教育

- 我国研究生思想政治教育创新模式的构建思路 ……………… 186
- 基于群体特征分析的研究生思想政治教育新思路 …………… 191

第七编　研究生教育质量调查——基于重庆市的个案研究

- 重庆市博士生培养质量满意度调查分析 ……………………… 198
- 重庆市硕士生培养质量满意度调查分析 ……………………… 209

后　记 ……………………………………………………………… 220

第一编

医学研究生考试与评价

第一编
医学研究生考试与评价

深化医教协同视域下临床医学类硕士专业学位研究生招考制度改革实践及其深层困境剖析

专业学位（professional degree），是相对于学术学位（academic degree）而言的学位类型，其目的是培养具有扎实理论基础，并适应特定行业或职业实际工作需要的应用型高层次专门人才。专业学位与学术学位处于同一层次，培养规格各有侧重，在培养目标上有明显差异。学术学位按学科设立，其以学术研究为导向，偏重理论和研究，培养大学教师和科研机构的研究人员；而专业学位以专业实践为导向，重视实践和应用，培养在专业和专门技术上受到正规的、高水平训练的高层次人才，授予学位的标准要反映该专业领域的特点和对高层次人才在专门技术工作能力和学术能力上的要求。专业学位教育的突出特点是学术性与职业性紧密结合，获得专业学位的人，主要不是从事学术研究，而是从事具有明显的职业背景的工作，如工程师、医师、教师、律师、会计师等。专业学位与学术学位在培养目标上各自有明确的定位，因此，在教学方法、教学内容、授予学位的标准和要求等方面均有所不同。

为适应我国当前社会经济形势对研究生教育结构转变的需要，全日制硕士研究生教育将逐渐从以培养学术型人才为主向以培养应用型人才为主转变，实现研究生教育结构的历史性转型和战略性调整。而从专业学位招生和培养模式上，也逐步形成了较为完善的两种格局：一是吸引包括应届毕业生在内的考生，参加硕士生全国统一入学考试，采取全日制学习方式，培养实践部门需要的应用型人才；二是面向广大在职人员，参加非全日制硕士专业学位全国联考，采取非全日制学习方式，实现在职人员在职深造、终身学习的目的和愿望。

从世界研究生教育发展趋势和我国研究生教育发展的现实出发,专业学位研究生教育是今后一个时期我国大力扶持和积极引导的发展重点。目前,随着体制、机制的进一步建立健全,专业学位研究生教育必然会迎来一个快速发展的春天,也必然会在全面推进我国社会主义现代化建设事业的进程中发挥越来越重要的积极作用。

一、临床专硕招考制度改革背景

2017年7月10日,教育部、国家卫计委、国家中医药管理局联合召开的全国医学教育改革发展工作会议在京举行。中共中央政治局常委、国务院总理李克强对会议作出重要批示,中共中央政治局委员、国务院副总理刘延东出席会议并作工作部署。教育部、国家卫计委、国家中医药管理局、中央组织部、中央编办、国家发改委、财政部、人社部、国务院法制办、中央军委后勤保障部十部委的负责同志出席会议,这是中华人民共和国成立以来首次举行规格如此之高、规模如此之大的全国医学教育改革发展工作会议。随后,国务院办公厅发布《关于深化医教协同进一步推进医学教育改革与发展的意见》(国办发〔2017〕63号,以下简称《意见》),这是中华人民共和国成立以来首次以国务院办公厅的名义就医学教育改革专项工作发布文件。两个"首次"深刻反映出党和政府对深化医教协同进一步推进医学教育改革与发展的关心和重视。《意见》是党和政府在深刻研判我国经济社会改革发展新常态、新形势、新需求,紧密结合全面深化改革重大战略的基础上制定的,既是对医教协同推进医学人才培养改革前期工作的完善和深化,更是在"四个全面"战略布局下对医学人才培养和医疗卫生发展作出的具有全局性、战略性、引领性意义的改革举措,是当前和今后一段时期高层次医学人才选拔培养的纲领性文件,对于深化临床医学类(临床医学、口腔医学、中医,下同)硕士专业学位研究生(以下简称临床专硕)招考制度改革具有重大指导意义。

研究生教育是我国高等教育的最高层次,具有培养高层次人才和支撑科学研究的重要功能,对于我国经济社会发展具有重要推动作用。改革开放以来,我国社会经济发展迅速,科学技术水平也有了很大提高,各行业用人单位对人才的需求也在持续增长,高层次应用型人才更是广受青睐。2009年,国家层面对研究生教育结构做出重大调整,大力发展专业学位研究生教育,积极扩大专业学位研究生教育规模,稳步提高专业学位研究生培养质量,专业学位研究生教育迎来了前所未有的发展机遇。全国范围内报考专业学位研究生人数增幅明显,2017年,随着全日制与非全日制统一考试的实施,全国报考研究生人数首次突破200万人,报考专业学位研究生比例首次超过50%。

在医学专业学位研究生教育领域,1997年我国已经开始探索调整医学学位类型并设置医学专业学位。1998年,随着国务院学位委员会《关于下达〈临床医学专业学位试行办法〉的通知》(学位〔1998〕6号)的颁布,我国临床医学专业学位研究生教育试点工作正式启动。实施临床医学专业学位不仅是我国医学研究生教育的一项重大改革,也是我国学位与研究生教育史上的重大事件,在很大程度上解决了以往临床医学博士、硕士因临床能力训练不足而难以适应临床工作实践的难题,吸引了大批优质生源,促进了临床医学专业学位研究生教育规模快速发展,切实提高了人才培养质量,推动了教育观念和模式的转变[1]。目前,在临床医学专业学位试点取得成功经验的基础上,医学门类新增了中医、中药、药学、护理、公共卫生、口腔医学六个领域招收硕士专业学位研究生,新增了中医招收博士专业学位研究生。

高层次医学人才成长具有选拔模式复杂、培养周期漫长、服务对象特殊等特点,涉及教育与卫生两大民生热点,需要教育和卫生等相关部门紧密协同,医教协同深化医学人才培养改革成为国务院深化医学教育改革和医疗卫生体制改革的重点领域。随着医教协同不断深化,"5+3"医学人才培养模式(5年本科生学习加3年研究生学习或3年住院医师规范化培训)在全国范围内推广实施,临床专硕教育与住院医师规范化培训(以下简称"住培")形成并轨培养机制,临床专硕教育与医疗卫生行业的联系更加紧密。临床专硕招考制度改革成为医教协同进一步深化医学教育改革的关键环节,对于逐步破解医学高等教育与医疗卫生行业体制机制障碍、保障高层次医学人才选拔质量发挥着重要作用。临床专硕在培养目标、培养模式、授位要求、评价标准等方面与临床学硕(临床医学类硕士学术学位研究生)

有很大差异，最主要的区别便是临床专硕以提高临床实践能力为培养核心任务[2]。在当前临床专硕招考制度下，招生单位难以在入口关有效鉴别考生究竟是在科学研究领域更有发展潜力，还是在临床实践方面更有培养前途，难以为人才可持续发展提供支撑。因此，在医教协同视域下构建一套科学合理的临床专硕招考制度，在初试、复试过程中对专业学位和学术学位考生进行合理区分，有效选拔出适应不同学位类型人才培养要求的考生，是构建临床专硕培养质量保障体系的前提与基础，需要相关部门和招生单位深入研究、深化改革，尤其要解决好不利于医教协同的深层次难题[3]。

二、临床专硕招考制度改革是深化医教协同进一步推进医学教育改革与发展的内在需求

全面深化改革以来，我国研究生教育实现跨越式发展，在校研究生规模稳居世界第二，博士研究生教育规模高居世界第一，但培养质量、层次结构、保障体系、行业协同等方面发展相对滞后，尤其是研究生教育与经济社会发展不相适应的问题较为突出，医学研究生教育同样面临这一问题，还不能完全满足医疗卫生行业发展需求。在医疗卫生行业改革方面，党中央和国务院高度重视提高全民健康水平，把建设健康中国作为全面建成小康社会的重要组成部分。我国医疗卫生体制改革取得了重大进步，尤其是毕业后教育、终身教育体系不断完善，为培养一大批高层次医学人才提供了制度保障[4]。随着我国医教协同推进医学人才培养改革不断深入，高层次医学人才培养过程中涉及体制机制改革等深层次问题逐渐显露，给深化医教协同改革带来极大阻碍。医学研究生教育尤其是临床专硕教育与医疗卫生行业紧密相关，二者在改革发展过程中易于出现协作机制不完善、不相适应甚至互有冲突的情况，极大地影响了高层次医学人才培养质量，导致院校教育与社会实践脱节，这一矛盾随着我国临床专硕教育快速发展、医疗卫生服务需求大幅增长而更加凸显。

为解决医学研究生教育与医疗卫生行业发展协同不足这一现实矛盾，2014年11月，国家层面开始推动医教协同深化临床医学人才培养改革，明确提出要"逐步扩大临床医学硕士专业学位研究生招生规模，加快临床医

学硕士专业学位研究生考试招生制度改革"。改革实施后有效地解决了临床专硕教育与职业资格对接的难题，为破解教改和医改困境寻求到一条合理的解决路径——医教协同。2017年7月，在总结医教协同深化临床医学人才培养改革成功经验的基础上，国务院提出以解决突出问题为导向，紧密围绕医疗卫生行业需求，着力解决医学教育存在的系统性、深层次问题，制定了深化医教协同进一步推进医学教育改革与发展的具体方案，明确了临床专硕招考试制度改革方向，主要包括建立招生规模适应行业需求的招生计划安排机制、改革招生考试制度、加强职业素质和临床能力考查、探索规范化培训人员申请专业学位办法等。临床专硕招考制度改革既是深化医学研究生教育改革的关键举措，又是实现与执业资格有机对接的基本保障，直接影响到高层次医学人才选拔培养质量，成为深化医教协同视域下进一步推进医学教育改革与发展的逻辑起点。

从全国医学教育改革发展工作会议精神与《意见》规定来看，本次深化医教协同重点任务是要解决困扰医学人才培养的"五个不适应"问题，即规模层次不适应、结构不适应、培养质量不适应、条件保障不适应和工作机制不适应。加强临床专硕招考制度改革，建立符合医学人才培养规律、适应医疗卫生行业需求的医学类研究生分类招考制度是解决"五个不适应"的先决条件。首先，临床专硕招考制度改革要紧密结合医疗卫生行业发展需求，在招生规模上与行业需求相适应，扩大医学研究生教育规模，提高医学教育层次，解决当前医学教育规模层次不适应医疗卫生行业需求的问题。其次，建立医学研究生不同学位类型分类招考制度，注重选拔高层次应用型医学人才，进一步改革临床专硕人才选拔模式，推动医学研究生教育结构调整。再次，完善医学研究生人才选拔评价体系，构建符合不同学位类型研究生培养目标的选拔评价标准，把严人才选拔质量关。最后，临床专硕招考制度改革需要加大投入力度，完善配套措施，协同相关部门，为选拔高层次医学人才、推进医学教育改革提供保障条件。最后，临床专硕招考制度改革需要教育部门和卫生部门紧密协作，在规模结构调整、招生计划安排、招生条件设置、执业资格衔接等方面加强交流协作，形成协同高效的工作机制。

三、基于医教协同的临床专硕招考制度改革实践

1. 医教协同背景下我国临床专硕招考制度改革的全面实施

2013年3月29日，教育部、国家发改委、财政部三部委联合颁布《关于深化研究生教育改革的意见》（教研〔2013〕1号），指明了研究生招考制度改革方向。硕士专业学位研究生招生规模快速增长、研究生招生质量显著提高。推荐免试制度改革、考务模式改革、考试评价体系改革等相继实施，保障了研究生招生考试高效、公开、公平、公正。医学研究生教育的临床专硕与临床学硕分类招考制度已初步建立，针对不同学位类型的招生考试评价标准逐渐形成。

在深化研究生教育改革取得成熟经验的基础上，为进一步解决临床专硕教育面临的深层次问题，适应医疗卫生行业发展对高层次医学人才的需求，加强医学教育与医疗卫生协同发展，教育部、国家卫计委、国家中医药管理局、国家发改委、财政部、人社部等六部门于2014年11月联合印发了《关于医教协同深化临床医学人才培养改革的意见》（教研〔2014〕2号）。在深入总结部分地区、高校开展临床专硕培养模式改革的基础上，提出全面推进临床医学"5+3"人才培养模式改革，在全国范围实施临床专硕培养模式改革。"5+3"人才培养模式改革对临床专硕招考制度提出了新要求，既要确保临床专硕在招生条件上与住培招录标准有效对接，实现招生标准的一致性，更要保证临床专硕选拔质量，为并轨培养提供保障。2015年开始，开展临床专硕教育的高校均已实施临床医学"5+3"人才培养模式。至此，我国基于医教协同的医学人才培养模式初步建立。

随着医教协同深入推进，现行的研究生招考制度弊端逐渐显现。临床专硕招考制度改革滞后，不适应医疗卫生行业发展需求、人才选拔模式单一、不同学位类型选拔模式缺乏区分度、评价标准雷同简单等问题极大地阻碍了医教协同背景下临床专硕招考制度改革。为解决上述问题，落实医教协同，贯彻临床医学人才"5+3"培养模式改革要求，2015年9月，教育部印发了《关于推进临床医学、口腔医学及中医专业学位硕士研究生考试招生改革的实施意见》（教学〔2015〕5号），对临床专硕招考制度改革提出了明确要求，全面推进分类考试制度，实现临床专硕与临床学硕分类招

考。该文件对分类考试制度做了顶层设计，在命题、考试内容、考察方式、评价体系、复试要求等方面做了具体规定。2017年全国硕士研究生招生考试首次实施了临床医学类硕士研究生分类考试制度改革，各招生单位认真研究执行国家政策，充分结合本单位招生考试工作实际，制定出科学合理、规范有效的改革具体实施办法，保障了分类招考制度顺利平稳实施，基本实现了改革预期目标。

2. 高校实施临床专硕招考制度改革的典型案例

作为国内最早开展临床医学"5+3"人才培养模式改革的高校，重庆医科大学临床专硕教育发展迅速，率先实现了临床专硕"四证合一"（即通过考核后可获得研究生毕业证和学位证，同时也可获得住院医师规范化培训合格证和执业医师资格证）的培养目标，深受全国各地广大考生青睐，临床专硕报考人数快速增加，录取人数稳步上升。2013年，报考临床专硕人数首次超过临床学硕，录取人数基本持平，到2015年国家出台临床专硕招考制度改革文件前，报考临床专硕人数已达报考临床医学类研究生总数的65.38%，临床专硕录取人数比例超过52%。2011年至2015年，这一时期重庆医科大学临床专硕报考人数及录取人数的发展趋势充分体现出国家层面于2015年9月实施临床专硕招考制度改革的及时性、必要性与合理性。

改革前的临床专硕招考制度存在较多问题，如招考制度缺乏区分度，考核体系不够科学合理，考试形式、内容和评价较为传统单一。重庆医科大学积极适应国家推动的临床医学类硕士研究生分类招考制度改革，广泛调研国内外临床专硕选拔模式及评价机制，系统总结长期临床专硕教育改革实践，深入挖掘影响临床专硕选拔质量的核心因素，紧密结合临床专硕培养目标和培养模式构建了分类考试制度。该校按教育部统一部署，在初试阶段实行临床专硕与临床学硕不同命题方式、不同考察内容。2017年全国硕士研究生招生考试初试阶段，教育部制定的《临床医学综合能力（西医）考试大纲》主要适用于报考临床专硕的考生，与以往的"西医综合"考试大纲相比有很大变化，主要侧重于考察考生是否具备攻读临床专硕所需的医学理论基础和临床基本技能，尤其重视对临床知识的考察。在严格执行国家政策的基础上，为构建临床医学类硕士研究生分类招考制度，该校以医学院校联盟为依托，对临床学硕初试内容进行重大调整，与临床专硕初试内容有较大区别，有利于选拔出适合学术研究的优质生源。

在初试阶段实现临床专硕与临床学硕分类考试的基础上，重庆医科大学构建了适合不同学位类型研究生培养目标的复试办法。首先，根据各临床教学基地住培容量，合理安排临床专硕招生计划，确保临床专硕招生规模与临床教学基地资源承载量相适应，保障临床专硕临床实践能力训练质量。其次，根据临床专硕与临床学硕的初试成绩，合理制定不同的复试分数线。近年来，该校由于临床专硕生源相对较好，已形成在国家基本复试分数线的基础上提高临床专硕复试分数线的办法。再次，在复试笔试中建立临床专硕与临床学硕分类考察模式，临床专硕主要考察临床思维及专业知识，临床学硕主要考察科研思维和创新能力。最后，在临床专硕复试中增加临床技能测试（OSCE），主要用于考察临床医学、口腔医学、护理、中医等专业学位考生的临床操作技能。临床医学类硕士研究生分类招考制度实施后，该校对实施效果进行持续追踪测评，不断完善分类招考制度，形成动态优化机制。

四、医教协同视域下临床专硕招考制度改革面临的深层困境

1. 法律支撑系统仍未建立

我国正式建立学位制度已有近四十年历史，规范学位制度管理的法律仅有一部，即《中华人民共和国学位条例》（以下简称《学位条例》）。作为我国教育和科技领域的第一部法律，《中华人民共和国学位条例》实施至今仍未上升为《中华人民共和国学位法》，且已有十余年未修订，已经滞后于学位与研究生教育发展改革实践。医疗卫生领域法律法规较多，但涉及医学卫生人才队伍管理的《中华人民共和国执业医师法》等法律中并无专项条文规范医学人才选拔培养，更遑论与医学高等教育的有机衔接。党和国家对医教协同推进医学人才培养改革工作高度重视，广泛调研情况，多次召开专项会议，陆续颁布指导意见和办法，在数十年的医学教育改革史上可谓力度空前，但医教协同的深层次矛盾仍然突出，不适应问题普遍存在。从依法治教的视野来看，围绕深化医教协同所颁布的一系列意见、办法，

仅局限于政府部门规章制度层面，未能及时将成熟的改革办法上升到法律层面。单纯依靠行政手段进行改革缺少法律依据和强制效力，各种顽固的阻碍因素难以有效清除，成为深化医教协同面临的主要问题，临床专硕招考制度改革也深受影响。目前，国家教育考试仍未出台相关法律进行规范，研究生招考制度、住培制度均未纳入法律范畴，在教育与卫生两大领域现行法律体系中，尚无任何法条规定医学人才选拔培养要与医疗卫生行业紧密协同。临床专硕招考制度改革缺乏法律支撑，难以借助强制性的法律效力来扫除改革中面临的体制机制障碍。

2. 体制机制障碍仍未消除

高层次医学人才选拔培养涉及教育和卫生两大系统，当前教育部门与卫生部门在管理体制和工作机制方面仍然存在不协同、不适应的情况。在现行体制下，研究生招生工作由教育部门负责，教育部门在制定招生计划时需要与发改委等部门协同，但不需要征询卫生部门意见。卫生部门调研的行业需求数据也未能作为制定招生计划的重要参考，导致人才培养与市场需求严重脱节，带来一系列问题。部分专业人才紧缺、市场需求得不到满足，而有些专业又面临就业率低、供大于求的问题。就临床专硕招考制度改革而言，教育部门在制定临床专硕招生规模、报考条件、考试内容、考察方式时主要从教育管理的角度出发，与其他专业并无明显区别，未能体现出行业特色。卫生部门对医疗卫生执业资格有特殊要求，在人才需求、专业背景、素质要求、考察方式等方面与教育部门的标准有一定差异，导致教育部门主导的临床专硕招考制度不能完全适应医疗卫生行业需求。此外，管理体制不同还造成教育系统的临床专硕和卫生系统的住培学员的待遇标准差异，参加住培的临床专硕待遇明显低于住培学员，这一差异为临床专硕培养质量下滑埋下了伏笔。

3. 质量保障体系仍不健全

随着研究生招生规模不断扩大和医疗卫生行业快速发展，临床专硕人才选拔培养质量面临下滑危险，主要表现在几个方面：一是医学生"考研热"对本科教学的巨大冲击。医学人才成长规律决定了医学教育周期长、层次高，比其他专业更易催生"考研热"。不少医学生刚进入大学便开始积极准备"考研"，尤其是在第五年临床实习阶段，将复习应考作为主要任务，对临床实习重视不够。这部分学生考上研究生后，在临床能力训练方面基础不足，质量难以保证，甚至不能通过执业医师资格考试。这一现象有愈演愈烈的趋势，不仅导致临床专硕培养质量难以保证，更是对本科教学的巨大冲击，形成医学本科教育中所谓的"第五年困境"。二是临床专硕招生规模不断扩大，临床教学资源难以为继。各高校附属医院作为临床教学基地，往往承担着本科生实习任务、住培任务、进修任务等，在"5+3"培养模式改革后，又承担了一大批临床专硕的住培任务。在实际工作中，各临床教学基地开放病床数难以满足人数众多、类型复杂的各类人员培训需要，难以达到一名住培人员单独管理 5 张床位的标准，不利于保障临床实践训练质量。三是医学学术学位研究生报考人数持续减少，导致医学基础性、理论性研究力量不断削弱。住培制度、"5+3"改革极大提高了临床专硕吸引力，医学学术学位研究生教育面临生源不足、质量不高、需求不旺等突出问题，限制了医学基础性、理论性研究的可持续发展，科学研究对医学技术发展的引领性作用持续弱化。

五、深化医教协同推进临床专硕招考制度改革的思考

1. 加强法律体系建设

深化医教协同离不开法律保障，深化临床专硕招考制度同样需要法律支撑。针对我国学位与研究生教育领域立法滞后、医疗卫生领域立法与人才培养脱节、国家教育考试缺乏专门立法保障的问题，建议加快《中华人民共和国学位法》的立法工作，完善医疗卫生领域相关法律，推动国家教育考试立法。国务院学位委员会 2011 年工作要点以及教育部 2017 年工作要点均明确规定推进《学位条例》修订工作。目前，《中华人民共和国教育法》《中华人民共和国高等教育法》均已完成修订，为制定《中华人民共和国学位法》和《中华人民共和国国家教育考试条例》提供了法理依据。国务院学位委员会及教育部等相关部门应以此为契机，总结《中华人民共和国学位条例》修订工作的各方意见，加快推进《中华人民共和国学位法》

立法工作，并结合国家教育考试工作实践，尽快制定《中华人民共和国国家教育考试条例》。在立法过程中，要充分考虑人才培养与社会需求的关系、高等教育与经济发展的关系、人才选拔与资格认证的关系，将上述关系的协同体现在法律条文中，为深化医教协同提供法律保障，为临床专硕招考制度改革提供法律支撑。在推动立法的基础上，加强对现有法律的修订工作，对医疗卫生领域相关法律中涉及人才培养、继续教育、毕业后教育、规范化培训等制度的法律条文要加快修订完善，加强与高层次医学人才选拔培养的有机联系。在建立起法律保障体系后，临床专硕招考制度改革便有了基本遵从，改革各项工作有法可依、有据可循，最终实现依法治教、依法治考。

2. 科学分工、紧密协同，理顺管理体制和工作机制

进一步理顺医教协同管理体制和工作机制，主要在于实现教育部门和卫生部门的科学分工、紧密协同。具体而言，在医学院校教育阶段，主要目标是高校培养适用社会需求的医学人才，主要任务应由教育部门承担，主体责任在教育部门，卫生部门应发挥协同作用，积极配合医学院校教育，积极反馈行业需求。对教育部门制定招生计划、报考条件、考试内容、考察方式等提出意见，引导临床专硕招考制度改革主动适应医疗卫生行业发展趋势。在毕业后教育、继续教育阶段，主要目标是不断提升医务人员的业务水平，主要任务应由卫生部门承担，主体责任在卫生部门，教育部门应发挥协同作用，鼓励医学继续教育，支持规范化培训人员申请学位，在政策上提供帮助，提升规范化培训人员的学位层次。在合理确定各项工作主体责任的同时，还需改革工作机制，确保不同管理部门之间高度协同、有机统一。教育部门在制定招生计划、培养方案、授位要求等政策时应与卫生部门充分沟通，取得一致意见。卫生部门要及时向教育部门提供行业发展趋势、需求信息、人才质量评价意见等信息，实现信息互动、政策互助、资源共享。此外，各级政府要统筹考虑临床专硕与住培学员的待遇问题，完善临床专硕经费投入机制，加大投入力度，努力实现临床专硕在住培期间的补助与住培学员相同。

3. 调整招生规模和结构，着力破解"第五年困境"

为防止临床专硕人才选拔培养质量下滑风险，加强医学基础性、理论性研究力量，需要在深化临床专硕招考制度改革中实施具有针对性的举措。在制定具体举措时可以由易入难，首先解决临床教学资源不足的问题。教育部门和卫生部门要深入了解各临床教学基地承担教学训练任务量、开放床位规模、师资队伍情况等教学资源，合理制定临床专硕招生计划。针对教学资源不足的临床教学基地，教育部门要削减临床专硕招生计划，不应单纯追求规模效益。其次，针对医学基础性、理论性研究力量弱化的问题，国家层面要合理扩大医学学术学位研究生招生规模，继续放宽医学学术学位研究生报考条件，适当提高补助标准，大力发展公共卫生与预防医学、基础医学、生物学等生源较差的基础性学科。培养单位要通过加大宣传力度、提高待遇水平、完善选拔模式等措施来吸引优秀生源报考医学学术学位研究生。最后，要着力破解医学本科教育"第五年困境"，继续深化临床专硕招考制度改革。临床专硕人才选拔培养要充分体现医疗卫生行业需求。要明显区别于其他基础性、理论性学科的人才选拔模式。在初试阶段主要考查临床能力和职业素质，避免片面考查理论知识，引导考生重视临床实习实践，保障本科临床实习质量。在复试阶段要对复试方式、考察内容、评价标准等进行改革创新，减少对理论性知识的考察，制定完善临床技能测试办法，提高临床技能测试占录取总成绩的比重，倒逼考生加强临床实习，增强临床实践技能。在此基础上，进一步提高医学推荐免试研究生比例，缩小"考研"影响面，保障医学本科生严格按照培养计划进行临床实习。

参考文献

[1] 胡伟力，陈地龙，陈怡婷，等. 临床医学专业学位研究生教育与住院医师规范化培训"双轨合一"的难点及对策研究[J]. 学位与研究生教育，2013（2）：41-45.

[2] 胡伟力，陈怡婷，谢鹏，等. 基于"5+3"改革加强临床医学硕士专业学位研究生临床能力培养的难点及对策研究[J]. 学位与研究生教育，2016（8）：29-33.

[3] 胡伟力，陈怡婷，陈地龙. 临床医学专业学位硕士研究生临床能力考核的难点及对策研究[J]. 重庆医学，2015，44（9）：3733-3735.

[4] 刘谦. 医教协同深化临床医学人才培养改革为维护和增进人民健康提供有力的人才支撑[J]. 学位与研究生教育，2015（1）：15-16.

临床医学类硕士研究生分类招考制度改革研究

教育部于 2015 年 7 月印发了《关于推进临床医学、口腔医学及中医专业学位硕士研究生考试招生改革的实施意见》(教学 2015〔5〕号)，对临床医学类（包含临床医学、口腔医学和中医，下同）专业学位硕士研究生招生考试制度改革提出了明确要求，全面推进分类考试制度，实现临床医学类学术学位与专业学位分类招考，在人才选拔环节更好地适应临床医学类专业学位特点和选拔培养要求。对分类考试制度做了顶层设计，在命题单位、考核内容、考核形式、评价体系、分数线制定、复试组织管理等方面做了基本要求，为临床医学类硕士研究生分类考试制度改革提供了依据。在具体实践层面，各招生单位需要加强对政策的研究，充分结合本单位招生工作实际，制定出科学合理、规范有效的改革制度，确保分类考试制度的实施效果。

一、临床医学类硕士研究生分类招考制度改革背景

研究生教育是我国高等教育的最高层次，具有培养高层次人才和科学研究的重要功能，对于我国经济社会发展具有重要的推动作用。当前，我国研究生教育面临战略性调整，培养大批具有研究潜力的科学技术人才和高层次应用型专业人才，保障研究生人才培养质量是建设人力资源强国、实现科技兴国、人才强国宏伟战略的重要支撑。2009 年，国务院对研究生教育结构做出重大调整，高度重视专业学位研究生教育，积极扩大专业学位研究生教育规模，稳步提高专业学位研究生培养质量，报考专业学位研究生人数增幅明显。专业学位研究生教育具有职业性和学术性高度统一的特点，职业指向性特定、明确，其教育体系和培养模式相对独立。在世界

范围来看，生产力发展进一步加快，社会分工更加精细，各行业的职业时间日趋复杂细致，专业学位研究生教育在提升生产技术发展、推动行业实践专业化、适应社会经济发展对人才的需求等方面意义重大。

改革开放以来，我国经济社会发展迅速，科学技术水平也有了很大提高，各行业用人单位对人才的需求也在持续增长，高层次应用型人才更是广受青睐，专业学位研究生招生规模也大幅提升，占全部录取研究生比重近 50%。专业学位研究生教育迎来了前所未有的发展机遇。因此，必须调整和优化研究生教育培养结构，加快发展专业学位研究生教育，逐步实现研究生教育以学术型人才培养为主转换到学术型与专业型人才培养并重的目标，推动人才培养模式与经济社会发展需求的高度结合。在发展专业学位研究生教育的过程中，人才选拔质量是关键，调整结构、发展规模、保障质量都必须以确保生源质量为前提，针对专业学位特点，加强实践能力考核，积极探索专业学位研究生人才选拔新模式，否则将失去大力发展专业学位研究生教育以促进人才培养适应社会需求的目的。

早在 1997 年，我国已经开始探索调整医学学位类型并设置医学专业学位。1998 年，随着《临床医学专业学位试行办法》的颁布，我国临床医学专业学位研究生教育试点工作开始正式启动。实施临床医学专业学位不仅是我国医学研究生教育的一项重大改革，也是我国学位与研究生教育史上的重大事件，改革很大程度上解决了以往临床医学博士、硕士因临床能力训练不足难以适应临床工作实践的难题，增加了临床医学专业学位报考生源，推动了临床医学专业学位招生规模快速发展，切实提高了人才培养质量，推动了临床医学研究生教育观念和模式的转变。目前，在临床医学专业学位试点的成功经验基础上，医学门类新增了中医、中药、药学、护理、公共卫生、口腔医学六个领域招收硕士专业学位研究生。

临床医学专业学位研究生培养质量始终是人才培养的核心问题，各试点单位结合自身实际，采取了提高报考条件、加强过程管理、引进双导师制度、制定考核体系等措施，取得了大量成功经验。但临床医学专业学位研究生质量保障体系的构建作为一个系统工程，仍需进一步探索完善，其中一个主要问题在于临床医学类硕士专业学位研究生招生考试制度与学术学位基本相同，区分度不够。事实上，临床医学专业学位在人才培养目标、培养模式、授位要求、评价体系等方便与学术学位有很大差异，最主要的区别便是临床实践能力培养，这是临床医学专业学位培养的核心环节。在当前完全一致的人才选拔模式下，招生单位不能在入口关有效鉴别考生究竟是在科学研究领域更有发展潜力，还是在临床实践方面更有培养前途，无法为人才可持续发展提供支撑。

招生考试制度是保障生源质量的关键环节，在招生环节未能切实有效地选拔出符合相应学位类型的人才，将给后续培养带来极大困难，质量保障体系便难以真正完善。因此，如何构建一套科学合理的临床医学类硕士研究生分类考试制度，在初试、复试过程中对专业学位和学术学位考生进行区分选拔，从而有效选拔出适应专业学位人才培养特点的考生，是构建临床医学类硕士研究生培养质量保障体系的基础，需要进一步深入探索和研究。

二、临床医学类硕士研究生分类招考制度改革预期目标

1. 切实选拔优质生源

建立不同学位类型的临床医学类硕士研究生人才选拔模式，改革临床医学类专业学位和学术学位研究生生源质量评价机制，建立科学有效的分类招考制度，适应不同学位类型对考生素质的要求，切实选拔出高质量的临床医学类专业学位生源，为后续培养奠定坚实基础。

2. 形成统一规定的临床医学类硕士招考制度

在实际培养过程中检验分类招生考试制度实施效果，发现其中存在的问题，并根据具体情况不断完善与改进，形成分类考试制度实施效果追踪测评机制。通过建立和实施不同学位类型的临床医学类硕士研究生分类考试制度，在初试、复试中引入个性化考核项目，形成科学合理、区分度高、针对性强、规范标准的临床医学类硕士研究生招生制度，构建标准化的人才选拔机制体制，形成规范统一的行业模式。

3. 提高招生单位服务经济社会发展能力

将分类考试制度运用于高校研究生招生工作，切实选拔出符合不同学位类型的临床医学类硕士研究生，培养出一大批具有科研发展潜力的学术学位研究生和高层次应用型专业学位研究生，为适应地方经济社会发展的新形势、新任务、新要求、新目标做出应有贡献。

三、临床医学类硕士研究生分类招考制度改革面临的困难

1. 当前临床医学类硕士研究生招生考试制度缺乏区分度

目前我国学术学位和专业学位的临床医学类硕士研究生招生考试初试在形式和内容上完全一致，缺乏区分度。很多招生单位在复试阶段也未能建立不同学位类型的复试考察形式、内容、评价标准等，缺少现代化评价手段。以重庆市某高校临床医学硕士研究生报考情况为例，报考临床医学专业学位研究生增幅明显。在临床医学类硕士专业学位报考规模大幅增加的情况下，建立分类考试制度，是切实选拔不同学位类型临床医学人才的前提。

2. 不同学位类型的临床医学类硕士研究生考核体系不够科学合理

学术学位和专业学位研究生的培养目标和培养模式存在巨大差别，当前的考试制度未能有效区分不同学位类型的培养要求，尤其是临床医学类硕士专业学位研究生初试、复试形式、内容、标准完全一致，不能适应专业学位人才培养需求，无法有效考察报考专业学位考生的临床实践能力。目前的考试制度未能充分体现不同学位类型的临床医学类硕士研究生培养质量的核心影响因素，难以有效选拔出符合培养要求的考生。

3. 当前临床医学类硕士研究生招生考试形式、内容和评价较为传统单一

与发达国家相比，目前我国临床医学类硕士研究生招生考试在形式、内容和评价方式等方面较为传统单一，临床医学类研究生教育的特殊性、复杂性未能得到有效体现。在初试阶段，临床医学类与其他学科门类的考

试制度相比无明显差别，临床医学类不同学位类型的考试也缺乏区分度。在招生单位具有一定自主权的复试阶段，多数单位也未能建立起不同类型的分类考核制度。

四、临床医学类硕士研究生分类招考制度改革的对策

1. 研究发达国家临床医学人才选拔模式

发达国家研究生教育起步很早，发展日趋成熟，临床医学研究生教育也取得了成功的经验。其中人才选拔模式及评价考核机制较为成熟完善，而我国尚处于改革初期，人才选拔模式仍在探索阶段，对发达国家临床医学类硕士研究生的人才选拔模式及评价机制进行研究，总结其得失，吸收其成熟经验，作为我国临床医学类硕士研究生分类考试制度改革的参考。

2. 深入挖掘临床医学人才选拔质量的核心因素

学术学位与专业学位的临床医学类硕士研究生培养目标迥异，培养质量的评价机制也相差较大，学术学位研究生重在对其科研潜力的考察，专业学位研究生培养质量的关键在于临床实践技能。应深入研究临床医学人才培养质量的影响因素，针对不同学位类型的核心因素构建不同形式、不同内容的考试制度，使人才选拔模式更具可行性和实效性。在构建分类考试制度时突出对核心影响因素的考察，确保考试内容能够有效涵盖核心影响因素，保障选拔出的考生适应相应学位类型的培养要求。

3. 紧密结合临床医学类硕士研究生培养目标和培养模式构建分类考试制度

构建分类考试制度的主要目的在于选拔出适宜不同学位类型的临床医学类硕士研究生培养要求的考生，因此，厘清临床医学类学术学位与专业学位人才培养目标、培养模式以及质量评价标准，辨明两者的侧重点及主要区别，这是建立分类考试制度的先决条件。在构建制度时要紧密结合不同学位类型的临床医学类硕士研究生培养目标、培养模式和培养质量评价标准，构建区分度高、针对性强的分类考试制度。临床医学类硕士研究生

招生考试包含初试和复试，招生考试是保障临床医学类人才培养质量的关键，借鉴国内外研究成果，建立分类招生考试制度，初试和复试阶段在考察内容、考察形式、评价体系等方面进行有效区别，保证不同学位类型的人才选拔区分度。如某医学院校联盟便针对临床医学学术学位初试自命题的管理办法，对临床医学学术学位研究生初试内容作出了相应调整，和临床医学专业学位研究生考察内容有较大区别，有利于选拔出适合临床学术研究的优质生源。

4. 分类考试制度要突出科学性、规范性、操作性、标准化

构建任何制度的最终目标都是为了实际应用，因此在研究构建分类考试制度过程中，应着重突出该制度的科学性、规范性、可操作性，建立标准化的初试、复试流程。在考试形式、内容、评价体系上采用统一的方法和尺度，以保证人才选拔标准的一致性。在实施手段上，要尽量保障流程统一规范，达到对群体的评价目的。在信息处理上，采用计算机管理，减少数据处理工作量，实现量化评价。

5. 建立分类考试制度实施效果追踪评价机制，不断完善分类考试制度

临床医学类硕士研究生分类考试制度实施后，通过实践对分类考试制度实施效果进行持续追踪测评，评价其对改善不同学位类型研究生生源质量的效果，评估其保障后续可持续培养的基础性作用，发现并反馈在初试、复试中有待改善的问题，并动态改进。对纳入分类考试的考生在后续培养过程中的效果进行追踪评价，从学术成果产出、临床技能测试等方面进行培养质量评估，并将评估结果进行反馈，不断完善分类考试制度，保证分类考试制度形成动态优化机制。

参考文献

[1] 黄宝印. 我国专业学位研究生教育发展的新时代[J]. 学位与研究生教育，2010（10）：2-6.

[2] 陈睿. 对我国研究生招生考试制度的历史回顾[J]. 中国考试，2006（04）：3-5.

[3] 吴镇柔. 中华人民共和国研究生教育和学位制度史[M]. 北京：北京理工大学出版社，2001：23-35.

[4] 潘金龙. 对高校研究生招生考录制度的思考[J]. 武警学院学报，2006（8）：9-11.

[5] 于鹰宇. 我国硕士研究生招生考试制度改革研究[J]. 黑龙江高教研究，2010（10）：21-23.

[6] 胡伟力，陈怡婷，陈地龙. 临床医学专业学位硕士研究生临床能力考核的难点及对策研究[J]. 重庆医学，2015，44（9）：3733-3735.

[7] 胡伟力，陈怡婷，陈地龙，等. 基于"5+3"改革加强临床医学硕士专业学位研究生临床能力培养的难点及对策研究[J]. 学位与研究生教育，2016（8）：29-33.

[8] 陈琪，沈春明，陈地龙，等. 临床医学专业学位研究生教育五大质量保障体系的构建与实践[J]. 重庆医学，2013（13）：1555-1556.

[9] 吴苏苏，王云兰. 试论硕士研究生复试的发展与规范[J]. 黑龙江教育（高教研究与评估），2006（10）：16-19.

[10] 左岫仙. 研究生复试录取工作应当规范化[J]. 中国研究生，2004（4）：18-19.

临床医学专业学位硕士研究生临床能力考核的难点及对策研究

临床能力训练是临床医学专业学位硕士研究生教育的核心要求，是临床医学专业学位硕士研究生培养的关键内容，也是其与科学学位研究生教育的主要区别[1]。临床能力考核是保证临床医学专业学位授予质量的关键，建立一套科学合理的临床能力考核体系并在实践过程中对体系进行评价修正则是做好临床医学专业学位工作的难点。目前我国尚无规范统一的临床医学专业学位硕士研究生临床能力考核体系，因此，构建合理的考核体系迫在眉睫。然而，临床医学专业学位硕士研究生临床能力考核体系的构建是一项系统工程，具有一定的困难，仍需要进一步完善[2]。

一、临床医学专业学位硕士研究生临床能力考核评价现状

1. 国外现状

欧美等发达国家临床医学专业学位硕士研究生教育经过长期发展已较为成熟，其中临床能力考核评估体系已较为完善[3]。美国国家医学考试委员会（National Board of Medical Examiners，NBME）运用病历分析、专家评估、临床操作等方法研究，认为临床能力应当包括下述 9 个方面的内容：① 职业态度；② 医疗决策；③ 执行医疗决策；④ 正确处理医患关系；⑤ 病史采集；⑥ 体格检查；⑦ 运用诊断性辅助检查；⑧ 临床诊断；⑨ 连续的治疗护理。

2. 国内现状

目前，国内在临床能力考核内容、办法、组织形式等方面尚无统一标

准，也没有建立统一、科学、客观、有效、全面、公平的临床能力考核体系。各临床医学专业学位研究生试点单位大都根据自身情况采取了多种考核方法，如在指导教师、导师组和考核专家组考核，考核方法上有自我总结；在评价性质上分为定性、定量、定性与定量相结合；在评分方法上有百分制考核法、主观判断考核法（优、良、中、差）和关键项目加权或单项否决考核法，广泛采用客观结构化临床考试（OSCE）等[4]。在实际应用过程中，各单位对上述方法联合使用，但由于各试点单位水平参差不齐，评估体系和评价指标亟待统一、规范，且相关考核内容只是以测量为主，往往缺乏对研究生临床能力评价的量化指标[5]。

与欧美发达国家相比，我国在临床医学专业学位研究生临床能力评价的研究及实践方面还存在相当大的差距。我国的医学教育质量测评研究尚处于探索阶段，对发达国家临床医学专业学位硕士研究生的临床能力考核机制进行调研，学习其成功经验，对于构建我国临床医学专业学位硕士研究生临床能力考核体系具有重要参考价值。

二、我国临床医学专业学位硕士研究临床能力考核面临的主要问题

1. 临床能力训练与临床能力考核结合不够紧密

对专业学位研究生进行考核应当紧密结合临床实践，真正反映医学生的临床能力水平[6]。目前，临床医学专业学位硕士研究生考核主要参考卫生部有关临床能力考核相关内容和要求，并未完全以专业学位研究生的培养目标为出发点，严格制定相应的考评体系，甚至部分研究生导师和相应管理人员对专业学位研究生的培养目标尚不完全清楚，这都与考评的初衷相背离，不利于专业学位研究生的培养。

2. 临床能力考核无统一标准

目前，我国医科院校普遍由临床科室对本科室的研究生进行考核，结合研究生填写的临床轮转训练记录册（主要内容包括病历数量、所见病种、操作次数等）来对研究生临床技能做出评价。这种做法存在明显的缺陷：

缺乏统一的临床综合能力考核指标，评分的重点及标准存在差异。临床能力考核缺乏标准化、可量化、系统化的评价方法，评价标准差异性较大大，考核结果的合理性、公正性受到影响。不同院校、甚至同一院校不同教学医院的临床能力考核标准不一致，导致临床医学专业学位硕士研究生"出口"差别较大，阻碍了其培养质量的提高[7]。

3. 临床能力考核无客观量化指标，受主观因素影响较大

现阶段对临床医学专业学位研究生临床能力的考核，主要参考卫生部有关临床能力考核的内容和要求，对研究生的临床工作能力、知识面及临床思维能力、组织管理能力、医德医风及团结协作精神等各方面必须达到的水平均有明确规定，但是只提出了诸如"掌握""熟悉""了解"等指导性要求，考评主要为"合格评价"和"水平评价"，以定性为主，缺乏量化指标[8]。这种定性评价由于缺乏客观性考核指标，在实际实施中操作十分困难，只能依靠专家和评委的感觉来评判，往往主观随意性较强，难以如实反映临床医学专业学位硕士研究生的临床能力训练水平。

4. 临床能力考核指标的针对性不突出

目前各院校对研究生临床能力考核指标比较粗放，未针对不同二级学科自身的特点制定相应的考核侧重点，考核的针对性不突出，不适用于各不同二级学科临床医学专业学位研究生的临床能力考核[9]。由于各二级学科具有各自的特点和要求，需要重点训练的临床能力也不完全相同，因而笼统地使用相同的考核标准并不恰当。为保证不同二级学科研究生的学科特点和培养质量，根据其培养目的制定相应的适宜的考核指标体系极有必要。

5. 临床能力考核的可操作性不强

由于教学医院繁忙的临床工作，科室医生对研究生进行临床能力考核的时间和精力十分有限，因此对临床能力进行考核应当具有较强的操作性和便捷性。然而，目前我国大多医科院校对临床能力考核所采用的方法比较单一、传统，缺乏现代评价手段。许多院校还没有建立临床医学专业学位硕士研究生临床能力考核系统，大量考评信息还处于手工作业方式上，十分不利于考评工作的开展和信息化处理，也不利于及时给学生反馈考核

结果[10]。

三、完善临床医学专业学位硕士研究生临床能力考核体系的对策

1. 考核体系紧密结合临床医学专业学位硕士研究生培养目标

临床医学专业学位硕士研究生的培养主要是在各临床学院进行临床能力训练，主要培养其能够独立处理本科常见疾病及某些疑难病症的能力，要求临床医学专业学位硕士学位研究生毕业时能够达到住院医师规范化培训第一阶段水平。临床能力考核的目的是检测研究生是否达到培养目标的基本要求。因此，临床医学专业学位硕士研究生临床能力考核应紧密围绕培养目标进行，才能真正反映专业学位研究生的培养情况，才能有利于专业学位研究生培养与住院医师规范化培训的无缝对接。

2. 建立系统的考核指标体系

构建系统化、可量化、标准化的临床能力考核指标体系是对临床医学专业学位硕士研究生进行科学、公正、合理考核的先决条件。培养单位应根据临床医学专业学位硕士研究生的培养目标建立相对完整的临床能力考核指标体系，并对所有教学医院采用统一的管理模式，做到全校所有临床医学专业学位硕士研究生考核标准一致，保障考核结果的普适性，同时在使用中不断修订，得到较为科学的临床能力考核指标体系，并在全国范围内推广成功的经验，各院系深入交流、仔细修改，最终形成适用于全国的统一标准。

3. 采用定量评价方式进行临床能力考核，将主观干扰因素降到最低

临床能力考核的基本要求是科学合理、客观公正地反映研究生的临床能力实际情况。当前普遍使用的专家打分法存在主观判断决定一切的现象，不利于提高考评的客观性。因此，对临床能力进行考核应尽量采用定量评价的方式进行，在临床能力考核指标的制定中，要尽量选取定量评价的考核指标，只能进行定性考评的指标，也应尽量降低人为因素的影响。

4. 构建具有专业性的临床能力考核指标体系

针对临床医学专业学位下设的各个二级学科，每一个二级学科考核指标均有侧重，构建适用于各二级学科的临床实际能力考核指标体系，增强考核指标系统的专业针对性，明确各级标准评分量度，保障考核指标体系的可行性、合理性，切实保障临床医学专业学位硕士研究生培养质量。

5. 构建可操作性强的临床能力考核指标体系

任何考评系统都是为了能在实际工作有效运用，因此在构建考核指标体系过程中，建立一个切实可用、使用方便的体系，采用标准化的方法和量度，能够保证评价者标准的一致性。在实施手段上，要在能够全面考核的基础上尽量减小工作量。在信息处理上，要能够运用计算机进行管理，减少数据处理工作量。

质量是研究生教育的生命线，切实保障临床医学专业学位硕士研究生培养质量才能真正培养出适合我国社会主义卫生工作需要的医疗实用性人才和医学高级专家[11]。临床能力是临床医学专业学位硕士研究生培养质量的主要衡量指标，必须紧紧围绕其培养目标。加强对临床医学专业学位硕士研究生临床能力的考核，既是培养重点，也是难点。建立一套切实可用、组织严密的考核体系，是强化和规范临床医学专业学位硕士研究生临床能力培养和提高临床技能的有效措施。

参考文献

[1] 陈地龙，谢鹏，汪玲，等. 临床医学专业学位研究生培养质量保证体系的构建与实践[J]. 学位与研究生教育，2011（7）：69-71.

[2] 胡伟力，陈地龙，陈怡婷，等. 临床医学专业学位研究生教育与住院医师规范化培训"双轨合一"的难点及对策研究[J]. 学位与研究生教育，2013（2）：41-45.

[3] 胡光丽，李海燕. 临床医学专业学位研究生教育存在的问题及对策研究[J]. 医学研究生学报，2013，11：1196-1198.

[4] 洪新，毕玉添. 医学生客观结构化考试的实践与探索[J]. 重庆医学，

2009（38）：1983-1984.

[5] 陈琪，沈春明，陈地龙，等.临床医学专业学位研究生教育五大质量保障体系的构建与实践[J].重庆医学，2013（13）：1555-1556.

[6] 杨淑华，李碧丽，曹秀风，等.临床医学专业学位研究生临床能力培养与考核[J].中国高等医学教育，2010（2）：135-136.

[7] 白娟，曹珊，禄保平，等.临床医学专业学位研究生临床能力考核评估体系的完善与实践[J].卫生职业教育，2014（32）：8-10.

[8] 刘瑛.临床医学专业学位硕士研究生临床能力考核评价体系的构建与实践研究[J].中国卫生事业管理，2014（3）：216-218.

[9] 董靖竹，张东华，方明，等.临床医学专业学位硕士研究生临床能力评估体系的建立与应用[J].中国高等医学教育，2013（6）：115-116.

[10] 梅林，王云贵，黄继东，等.客观结构化考试的实践与体会[J].重庆医学，2013（2）：474-475.

[11] 陈地龙.临床医学专业学位教育与职业资格认证衔接的探索[J].管理观察，2013（11）：41-44.

美国临床能力评价实践对构建我国临床医学硕士专业学位研究生培养质量评价体系的启示

一、美国临床能力评价的研究与实践

在20世纪50年代，欧美发达国家已经开始探索医学考试标准化的道路，其中以美国为代表，走在研究的前端。在医学标准化考试中，多项选择题考试已经广泛使用。这种考评方式的优点在于能够客观地评价测试者的理论知识，并且有较高的可信度；但是缺点在于不能判断其临床能力，不能全面地考察医生的临床实践能力。因此，一些医学专家试图从医学临床技能的关键要素入手，去构建一种新型的临床能力评价体系。以美国一些医学院校为代表，已经形成了一套成熟的临床能力评价体系[1]。

1. 标准化笔试（新型多项选择题形式）

就是以新型多项选择题来考察测试者的理论知识掌握的情况。新型多项选择题不仅能够考察考生对于理论知识点的背诵情况，还可以更高层地考察考生对于理论知识的理解和解决问题的能力，这一套评价方法能够较客观地考察考生认知领域的综合能力。目前，美国医师执照考试和专科医师资格考试均使用新型多项选择题。

2. 口　试

12世纪意大利的萨勒诺大学，对医生行医资格认可考核就开始采用口试的形式。在过去一段时间，美国在测试医师临床能力时所采用的口试主要分为结构化口试和简答式口试，结构化口试采用连续性提问的方式，评价考生解决问题的能力；简答式口试是让考生查看心电图、X光片，然后进行评价解释、思维推理，能够考察考生的口头表达能力。口试大都是以临床病人为例进行考察，又称为床边考试。1916年开始，美国国家医学考试委员会决定以口试为医师执照考试的主要形式[2]。但口试也存在缺点。比如考察成绩由考官评判，主观性较强；病例的个体差异也会影响测试结果。因此口试的考察方式可信度较低。由于可信度较低，美国国家医学考试委员会从1963年起在医师执照考试中不再使用口试[3]。

3. 病人处理

这是模拟医生直面病人时的临床思维过程和诊疗决策而设计的一种临床模拟考试方法。早在20世纪60年代，美国国家医学考试委员会就开始把书面病人处理考试用以测试考生鉴别和解决病人问题的临床实践能力。从1968年开始，美国内科学会将书面处理病人考试作为认证资格考试的一部分，它需要考生根据病人特定背景以及不同的病情，及时做出判断，采取诊疗措施，直至处理完毕[4]。

4. 直接观察评价

直接观察评价是在应试者的医疗活动中进行观察、记录并作出评价。直接观察评价需要做到客观、准确和系统。由于需要定期对应试者的知识、技能和职业道德进行评价，因此该评价方法需要的时间周期较长，需要结合其他观察方式才能得到公平客观的评价结果。

5. 实习手册评价

这是自我评价的一种重要方法。就是根据应试者的实习活动原始记录资料，对其临床实践过程获得的技能与经验进行评价。

6. 视听录像评价

即通过观看现场录制的评价对象临床操作视频，对其进行评价。这种方法的优点重现性好，可以用于自我评价。但局限性在于需要布置"病人场景"和较完备的电子技术。

7. 病案记录评价

即通过对测试者在以往临床实践中病例和诊疗记录等书面材料进行检查，评价其诊疗水平。病案记录评价已被广泛用于评价医师工作能力以及资格认可。美国家庭医师学会的医师资格再认可考试,按照以下八个指标对病案记录进行评价:采集病史、病人处理、解决问题、资源利用、提供卫生保健、了解病理生理、总体临床能力、病历质量。

二、对构建我国临床医学专业学位研究生培养质量评价指标体系的建议

1997 年 4 月,国务院学位委员会第十五次会议审议通过的《临床医学专业学位试行办法》明确规定了研究生思想表现、医德医风考核的内容、评定等级以及理论知识水平考核需采用笔试的形式进行,这有利于对考生进行标准、客观的评价。对于研究生的临床实践能力考核,《临床医学专业学位临床能力考核办法》中要求由答辩委员会进行考核,其制定的考核标准以指导性为主,细化、量化的评价指标较少,且答辩委员会人数较多,在评判中个人主观性难以避免,难以保证评价结果的公平性和正确性。因此需要建立一个系统的评价体系,形成统一的考评指标和可量化的评价标准。最重要的是要对临床实践能力考核指标体系进行进一步的研究,建立一个量化、客观、系统的临床能力考评体系,同时注重对思想品德素质和理论知识水平等指标的考查。

参考文献

[1] 卿伟. 浅谈中国全科医学教育之现状与发展[J]. 中国卫生事业管理,2001,17(1):32-34.

[2] 姜润生,杨玉萍,陈有华. 全科医学教育的现状与展望[J]. 昆明医学院学报,2009,(8):5-8.

[3] 王光荣,龚幼龙,梅人朗. 卫生人力素质评价的方法及原则[J]. 国外医学社会医学分册,2001,18(3):97-100.

[4] 郭航远,池菊芳. 加强全科医学教育培养高素质全科医师[J]. 浙江临床医学,2008,10(7):1006-1007.

第二编

医学研究生
人才培养改革

我国临床医学专业学位发展概述

一、我国医疗卫生事业的发展与"健康中国"战略的提出

中华人民共和国成立七十多年以来,各项事业取得了举世瞩目的发展成就,高等教育实现了跨越式发展,建成了世界上规模最大的高等教育体系,研究生教育规模也实现了跨越式发展。医学研究生教育作为高等教育的重要组成部分,对我国经济社会发展和民生社会建设作出了重要贡献。晚清以降,西学东渐之风日盛,西方医学是最早流入我国的自然科学,发展较早,西方教会学校即已开始进行临床医学的人才培养。但直到中华人民共和国成立后,临床医学人才培养体系才开始正式建立。建国初期,我国主要学习苏联模式,临床医学人才培养也多借鉴苏联的经验。改革开放以来,我国开始逐渐参考借鉴其他发达国家的人才培养模式,并结合我国的发展实际,逐步形成了具有自身特色的临床医学人才培养体系。自1998年开始试点培养临床医学专业学位研究生以来,经过20多年的探索,目前我国基本形成了临床医学专业学位的"5+3"人才培养模式,其主要特点是临床医学专业学位研究生教育与住院医师规范化培训并轨培养,完成培养要求、符合授位条件的临床医学专业学位研究生毕业可同时获得"临床医学专业学位证书""临床医学专业学位研究生毕业证书""住院医师规范化培训合格证书""执业医师资格证书",实现"四证合一"。该模式以2014年6月印发的《关于医教协同深化临床医学人才培养改革的意见》为标志,开始在全国范围推广实施,成为我国临床医学专业学位人才培养医教协同的里程碑,培养了一大批高层次应用型医学人才,为推动经济社会发展和满足行业需求提供了优质人力资源,为深化研究生教育改革积累了丰富经验,在协同发展培养高层次人才方面发挥了示范带动作用。

随着我国进入新的发展阶段，人民群众对美好生活的需求越来越高。教育与医疗仍是广大人民群众最为关注的民生热点，"教有所学""病有所医"的社会保障体系仍不够健全。为全面提高人民健康水平，如期打赢脱贫攻坚战，实现中华民族的伟大复兴，党中央和人民政府提出了建设健康中国的国家战略。临床医学专业学位人才培养涉及两大民生热点，健康中国战略的提出，对临床医学专业学位人才培养提出了新的要求。当前人才培养模式的体制机制障碍进一步凸显，临床医学专业学位人才培养面临一系列深层次困境，解决这一难题的关键在于深化医教协同，创新人才培养体制机制。这一宏观改革方向，已通过国家层面的文件形成了共识，但改革的理念、路径、模式、措施等具体问题仍亟需探索。

人民健康是民族昌盛和国家富强的重要标志。中华人民共和国成立后特别是改革开放以来，党和国家高度重视人民健康，我国卫生健康事业取得了长足进步。我国人均预期寿命不断提升，1981 年为 67.9 岁，2000 年为 71.4 岁，2017 年为 76.7 岁（图 2-1）；婴儿死亡率和孕产妇死亡率持续下降，分别从 1990 年的 32.9‰ 和 88.9/10 万，下降为 2017 年的 6.8‰ 和 19.6/10 万（图 2-2）；居民主要健康指标优于中高收入国家平均水平。国际权威医学期刊《柳叶刀》对全球 195 个国家和地区医疗质量和可及性排名显示，1995 年我国位列第 110 名，2015 年提高到第 60 名，2016 年提高到第 48 名，是全球进步幅度最大的国家之一。

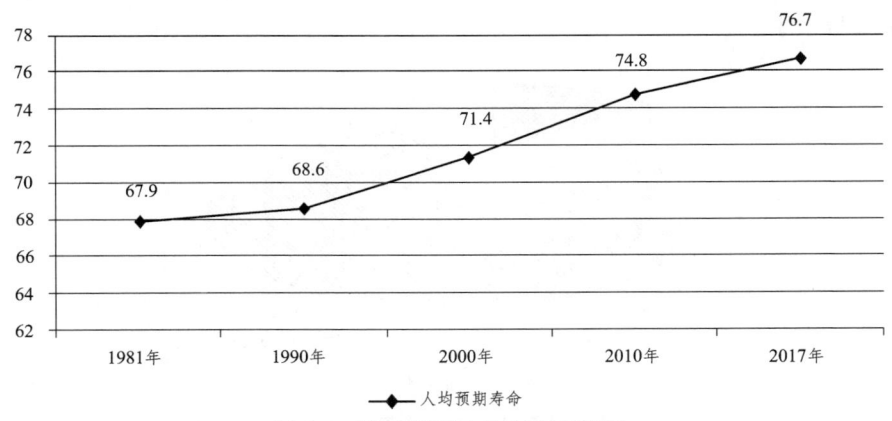

图 2-1 我国预期人均寿命走势图

数据来源：国家卫健委官方网站

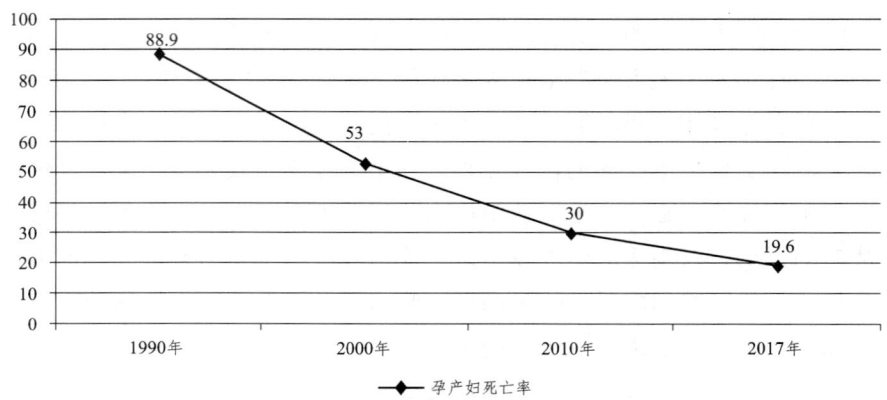

图 2-2 我国孕产妇死亡率走势图（1/100 000）

数据来源：国家卫健委官方网站

随着我国经济社会的快速发展，工业化、城镇化、人口老龄化进程加快，生产生活方式和医学模式的转变，居民主要疾病谱开始发生重大变化。传统的传染病、地方病、急性突发疾病的发病率和死亡率得以有效控制，而心脑血管疾病、癌症、慢性呼吸系统疾病、糖尿病等慢性非传染性疾病导致的死亡人数占总死亡人数的比例不断上升。目前我国约 70% 的人处于亚健康状态，约 15% 的人处于疾病状态，其中慢性病死亡人数占总死亡人数的 86.6%，导致的疾病负担占疾病总负担的 70% 以上（图 2-3）。据估计，未来 10 年将有约 8 000 万中国人死于慢性病，慢性病已经成为中国国民健康头号杀手。

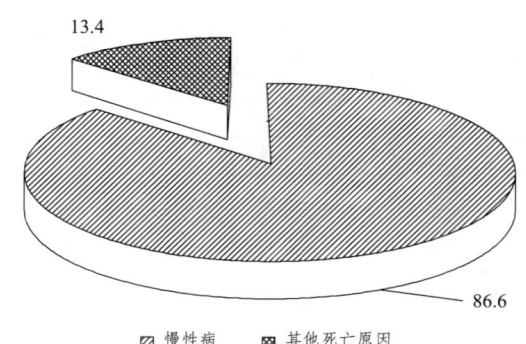

图 2-3 我国慢性病死亡人数占总死亡人数比重图（%）

数据来源：国家卫健委官方网站

目前在我国，亚健康状态在中青年群体中不断蔓延，慢性病发病率近 10 年约增长 10 倍，目前我国慢性病患者已近 3 亿，超重和肥胖患者约 3.5 亿，高血压患者超 2 亿，高血脂患者约 1 亿多人，糖尿病患者达到约 9 240 万人。同时，新型传染病大规模暴发的风险依然突出，过去已经被消灭或控制的传染病面临"死灰复燃"的风险（图 2-4、图 2-5）。

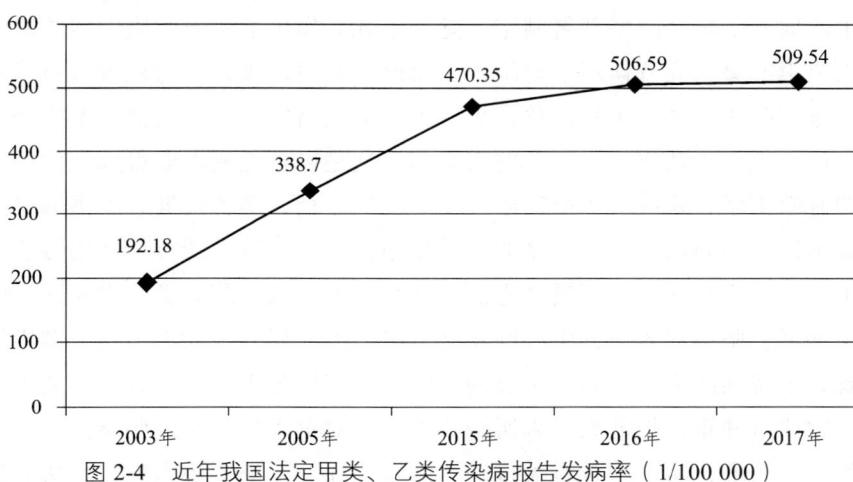

图 2-4　近年我国法定甲类、乙类传染病报告发病率（1/100 000）

数据来源：国家卫健委官方网站

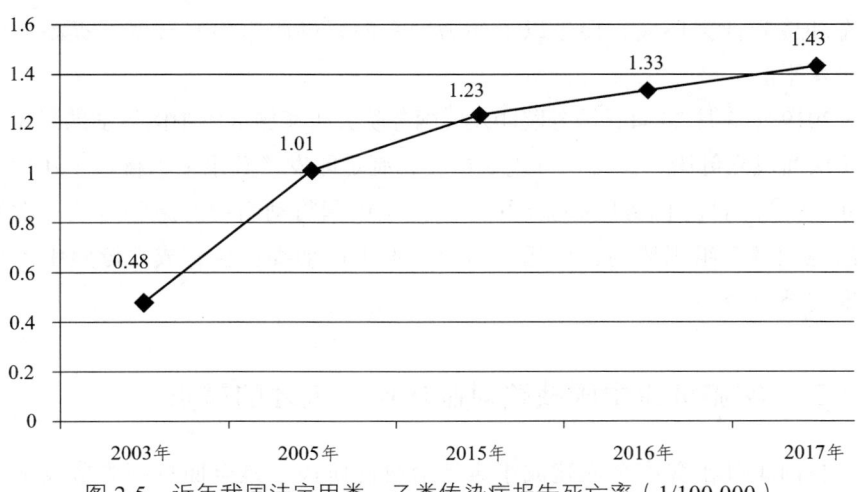

图 2-5　近年我国法定甲类、乙类传染病报告死亡率（1/100 000）

数据来源：国家卫健委官方网站

基于上述形势，党中央和国务院提出了健康中国战略。2016年8月，习近平总书记在全国卫生与健康大会上提出"要把人民健康放在优先发展的战略地位"，顺应民众关切，对健康中国建设作出全面部署。2016年10月25日，中共中央、国务院印发并实施《"健康中国2030"规划纲要》（简称《纲要》），《纲要》是为推进健康中国建设，提高人民健康水平，根据党的十八届五中全会战略部署制定。党的十九大作出了实施健康中国战略的重大决策部署，充分体现了对维护人民健康的坚定决心。为积极应对当前突出健康问题，必须关口前移，采取有效干预措施，努力使群众不生病、少生病，提高生活质量，延长健康寿命。这是以较低成本取得较高健康绩效的有效策略，是解决当前健康问题的现实途径，是落实健康中国战略的重要举措。实施健康中国战略的指导思想，是以习近平新时代中国特色社会主义思想为指导，全面贯彻党的十九大精神，认真落实党中央、国务院决策部署，坚持以人民为中心的发展思想，牢固树立"大卫生、大健康"理念，坚持预防为主、防治结合的原则，以基层为重点，以改革创新为动力，中西医并重，把健康融入所有政策，针对重大疾病和一些突出问题，聚焦重点人群，实施一批重大行动，政府、社会、个人协同推进，建立健全健康教育体系，引导群众建立正确健康观，形成有利于健康的生活方式、生态环境和社会环境，促进以治病为中心向以健康为中心转变，提高人民健康水平。

2019年6月24日，国务院印发《国务院关于实施健康中国行动的意见》，国家层面成立健康中国行动推进委员会，制定印发《健康中国行动（2019—2030年）》。同日，国务院办公厅印发《健康中国行动组织实施和考核方案》，提出建立健全组织架构，依托全国爱国卫生运动委员会，成立健康中国行动推进委员会。

二、实施健康中国战略对临床医学人才的需求

当前正处于我国全面建成小康社会决胜阶段，是全面打赢脱贫攻坚战的关键时期。人民身体健康是全面建成小康社会的重要内涵，是每一个人成长和实现幸福生活的重要基础。"因病致贫、因病返贫"成为全面脱贫道

路上必须解决的重大社会民生问题。我国已进入夺取全面建成小康社会伟大胜利的关键时期，全民健康是人民幸福、民族昌盛和国家富强的重要标志，健康中国是实现国家现代化、推动全面建成小康社会的坚实基础。

健康中国战略要求："加强各部门各行业的沟通协作，形成促进健康的合力。"高层次医学人才的成长具有选拔模式复杂、培养周期漫长、服务对象特殊等特殊规律，涉及教育与卫生两大民生热点，需要紧密协同教育和卫生等相关部门。因此，医教协同深化医学教育改革向来是教育部、国家卫生计生委等相关主管部门深化改革的重点领域，受到了党中央和国务院的高度重视。临床医学专业学位人才培养医教协同新机制的探索与实施是进一步深化医学教育改革的关键环节，对于逐步破解高等医学教育与医疗卫生行业体制机制障碍，继续深化高等医学教育改革和医疗卫生体制改革，促进高层次医学人才健康成长发挥着制度保障作用。

建设健康中国，提高我国医疗卫生事业水平，人才是关键，基础在教育，培养一大批高层次医学人才是我国初步建成高质量医学教育体系的重要标志，是建设健康中国的基础保障。《纲要》对创新医学人才培养模式提出明确要求："加强医教协同，建立完善医学人才培养供需平衡机制。改革医学教育制度，加快建成适应行业特点的院校教育、毕业后教育、继续教育三阶段有机衔接的医学人才培养培训体系。"

医师是卫生健康事业发展的基础，是保障人民健康、建设健康中国的重要力量。党和国家历来高度重视和关心医师队伍建设，特别是党的十八大以来，以习近平同志为核心的党中央把医师队伍建设摆在突出位置，作出一系列重大决策部署。习近平总书记在2016年全国卫生与健康大会上高度凝练了医务工作者"敬佑生命、救死扶伤、甘于奉献、大爱无疆"的崇高精神，并在2018年首个"中国医师节"前夕作出重要指示，充分肯定广大医务人员的优秀业绩，号召各级党委政府和全社会关心爱护医务人员，勉励广大医务人员继往开来、再接再厉，为健康中国建设谱写新篇章。在党中央、国务院的坚强领导下，卫生健康、教育、财政、人力资源社会保障等部门紧密配合，从行业管理、教育培训、财政投入、职业发展、待遇保障、人员编制等方面入手，深入实施《执业医师法》，不断深化医师管理改革，全面加强医师队伍建设，取得了显著成效。截至2018年底，我国医师数量达到 360.7 万，年诊疗人次数达到 83.1 亿，分别较 1998 年增长 80.4%、290.1%，支撑起世界上最大的医疗卫生服务体系（详见图 2-6）。

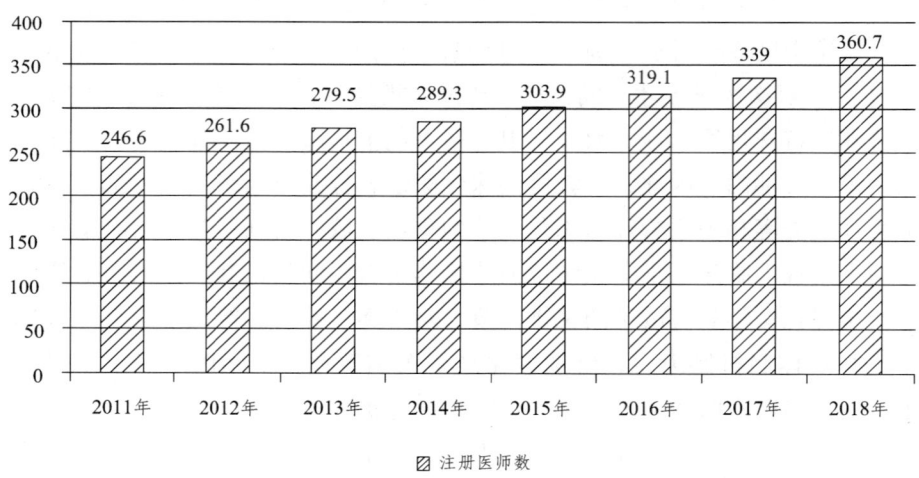

图 2-6　近年我国注册医师数（万人）

数据来源：中国卫生统计年鉴

目前，全国共有医学类专业高校和职业院校 300 余所，2013～2017 年共毕业医学生 131.7 万人，其中本科以上学历超过 60%。2010～2018 年，中央财政支持中西部 70 余所医学院校为中西部乡镇卫生院培养本科层次全科医学人才，招生规模累计达 5 万余名，2015～2018 年已毕业 2 万余名，近 90% 的毕业生按协议到乡镇卫生院服务。我国不断完善医学人才培养体系，在全行业树立终身学习理念，初步构建了院校医学教育、毕业后医学教育、继续医学教育三阶段连续统一、有机衔接的医学教育体系。全面推行住院医师规范化培训制度，2014 年以来累计招收培训住院医师约 48 万人。稳妥开展专科医师规范化培训制度试点。改革完善继续医学教育制度，年均参加国家级项目培训约 1 000 万人次。

我国临床医学人才队伍建设虽然取得了明显进展，但与党中央、国务院关于卫生健康事业高质量发展的要求相比，与健康中国战略的要求相比，与人民群众不断增长的健康需求相比，还存在着一些不平衡、不充分的问题，亟待加强和改进。主要表现在两个方面：

一是医师总量不足，布局不均衡。我国医师数量过度集中在大城市三甲医院，城乡基层特别是农村和偏远山区医师数量十分有限。2018 年，我国每千人口医师数为 2.59 人（德国、奥地利等发达国家超过 4 人），其中，农村每千人口医师数为 1.8 人，仅为城市的 45%。康复、儿科、急诊、精神科等专业的医师数量相对较少，存在学科短板。公共卫生医师数量不足且呈逐年减少趋势，人才队伍相对薄弱，与以预防为主的方针不匹配。

二是医师培养质量有待提高。我国医学院校覆盖了从中专到博士的所有学历层次。从近年来医师资格考试合格率情况看，院校之间、不同学历层次之间教学质量相差较大，一些医学院校"重应试、轻实践"问题比较突出。住院医师规范化培训制度建设工作还处于起步阶段，区域间、规范化培训基地间发展不平衡。

2019 年 10 月 31 日，中国共产党第十九届中央委员会第四次全体会议通过了《中共中央关于坚持和完善中国特色社会主义制度推进国家治理体系和治理能力现代化若干重大问题的决定》。该决定中提出"构建服务全民终身学习的教育体系。……深化教育领域综合改革……完善职业技术教育、高等教育、继续教育统筹协调发展机制"。健康中国战略背景下的临床医学专业学位人才培养医教协同新机制研究，涉及教育系统与卫生系统两大人才培养体系，其核心问题在体制机制的创新与融合。构建临床医学专业学位人才培养医教协同新机制，是实现健康中国的内在要求，是"脱贫攻坚"的基本保障，是深化"医教协同"的既定目标，是推动国家治理体系与治理能力现代化的重要举措。

三、专业学位研究生教育的快速发展

研究生教育是我国高等教育的最高层次，具有培养高层次人才和科学研究的重要功能，对于我国经济社会发展具有重要的推动作用。研究生招生人数在逐年上升，1978 年，研究生招生 10 708 人，到 2017 年招生数量达到 806 103 人，40 年间，招生数量增加了 75 倍。2017 年由于将非全日制纳入统考，招生数量大幅增加，硕士研究生招生数量从 59 万人增长至 72 万人，博士研究生招生数量从 7.7 万人增长至 8.4 万人。2007 年以来的近十年里，硕士、博士研究生招生每年的增长率大多维持在 4% 左右，而在 2017 年硕士研究生招生增幅扩大至 22%，博士研究生招生增幅扩大至 8.5%。博士研究生招生幅度在 1998 年至 2003 年之间增长迅速，年均增幅在 25% 左右。从 2004 年开始增幅有所趋缓，每年平均增幅在 4% 左右，但 2017 年开始博士生招生规模又开始出现较大幅度增长（图 2-7）。

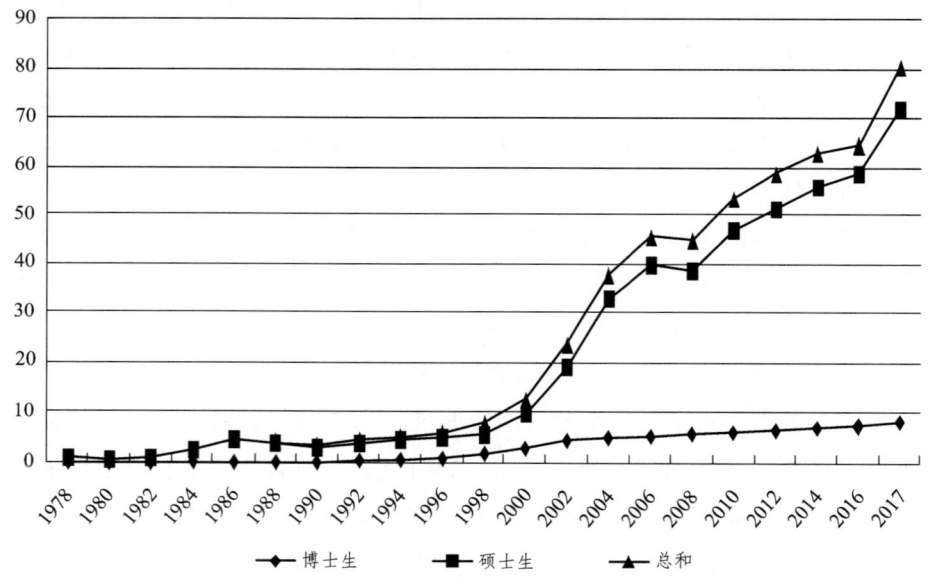

图 2-7 全国 1978 年—2017 年研究生招生人数统计（万人）

数据来源：历年的教育统计年鉴

在扩大招生规模的基础上，历年授位人数也相应大幅提升，从 1982 年授予博士学位 13 人、授予硕士学位 5 773 人，发展到 2015 年授予博士学位 58 113 人、授予硕士学位 632 726 人（图 2-8）。

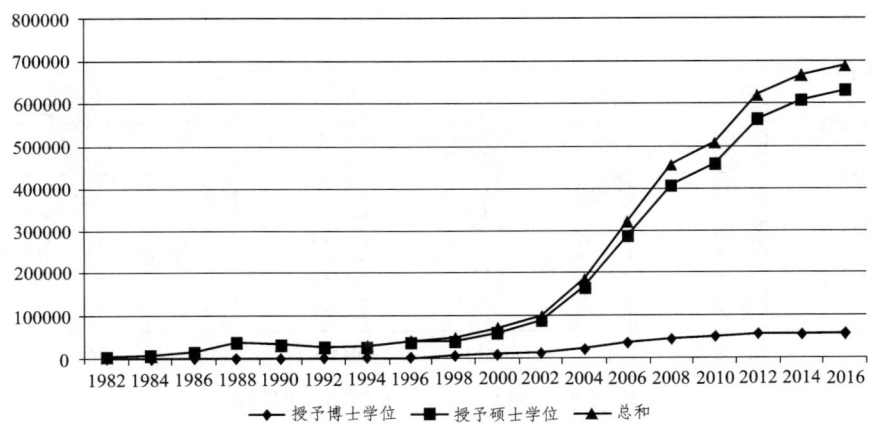

图 2-8　全国 1982 年—2015 年研究生授予学位人数统计（万人）

数据来源：历年的教育统计年鉴

当前，我国研究生教育面临战略性调整，培养大批具有研究潜力的科学技术人才和高层次应用型专业人才，保障研究生人才培养质量是建设人力资源强国、实现科技兴国、人才强国宏伟战略的重要支撑。2009 年，国务院对研究生教育结构做出重大调整，高度重视专业学位研究生教育，积极扩大专业学位研究生教育规模，稳步提高专业学位研究生培养质量，报考专业学位研究生人数增幅明显。2017 年，全国报考专业学位硕士生考生总人数首次超过学术学位（图 2-9），全国报考专业学位硕士生考生比例超过 50%，达到 52.2%（图 2-10）。

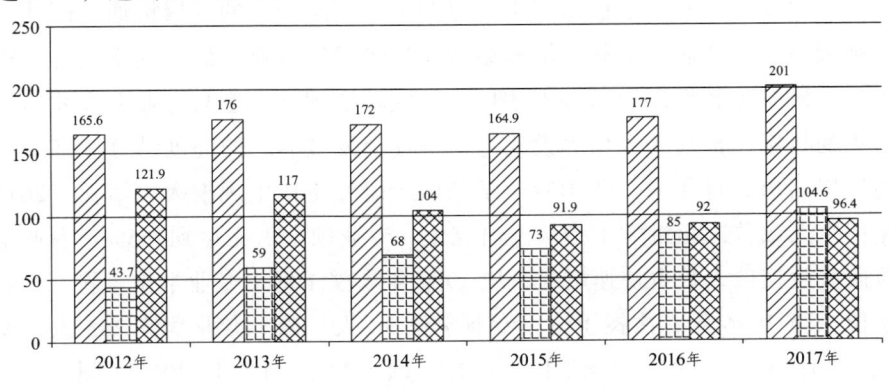

图 2-9　全国 2012—2017 年报考学术型和专业学位硕士生人数对比图（人）

数据来源：中华人民共和国教育部官网

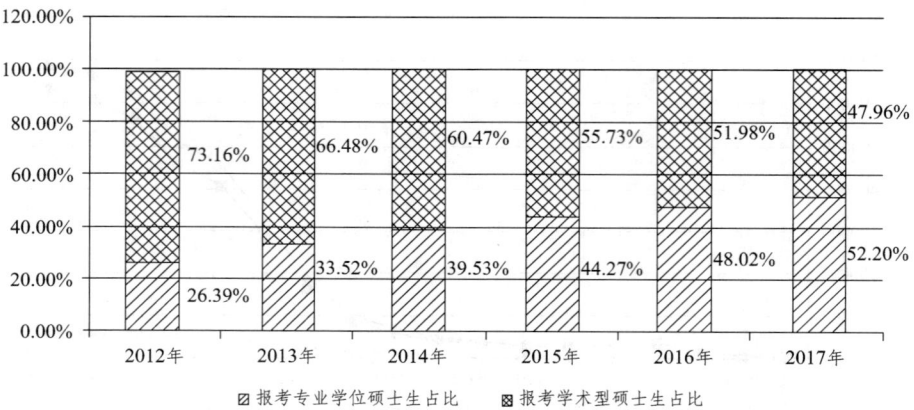

图 2-10　全国 2012—2017 年报考学术型和专业学位硕士生占比图（人）

数据来源：中华人民共和国教育部官网

专业学位研究生教育具有职业性和学术性高度统一的特点，职业指向性特定、明确，其教育体系和培养模式相对独立。在世界范围来看，生产力发展进一步加快，社会分工更加精细，各行业的职业时间日趋复杂细致，专业学位研究生教育在提升生产技术发展、推动行业实践专业化、适应社会经济发展对人才的需求等方面意义重大。改革开放以来，我国经济社会发展迅速，科学技术水平也有了很大提高，各行业用人单位对人才的需求也在持续增长，高层次应用型人才更是广受青睐，专业学位研究生招生规模也大幅提升，专业学位研究生教育迎来了前所未有的发展机遇。因此，必须调整和优化研究生教育培养结构，加快发展专业学位研究生教育，逐步实现研究生教育以学术型人才培养为主转换到学术型与专业型人才培养并重的目标，推动人才培养模式与经济社会发展需求的高度结合。基于上述发展需求，近年来，我国专业学位硕士研究生招生规模大幅增长，2017年招生人数首次超过学术型硕士研究生，专业硕士占比达到 56%。专业学位研究生授位人数也快速增长，从 1982 年未授予博士专业学位、硕士专业学位，至 1996 年首次授予博士专业学位 34 人、硕士专业学位 255 人，发展到 2015 年授予博士专业学位 4 498 人、硕士专业学位 312 201 人（图 2-11）。

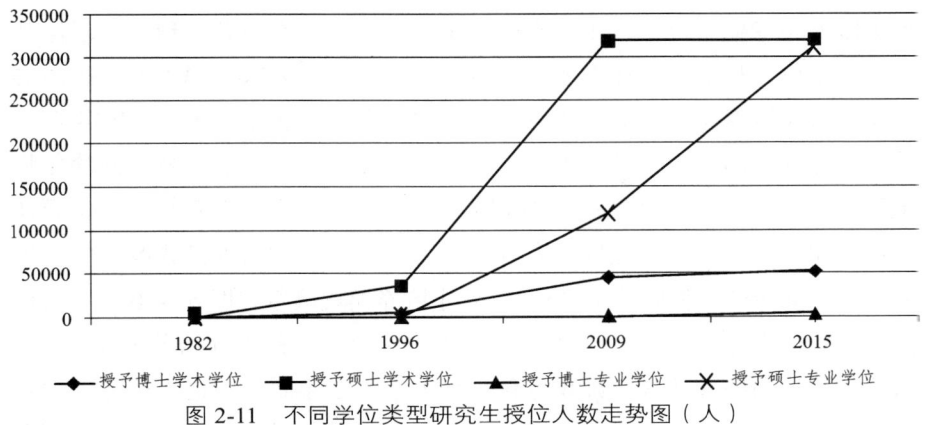

图 2-11　不同学位类型研究生授位人数走势图（人）

数据来源：历年的教育统计年鉴

四、医教协同推动临床医学专业学位人才培养的探索与实践

临床医学是我国最早开展专业学位研究生教育的领域之一，作为一门应用型学科，临床医学专业学位人才培养主要目标是培养真正会看病的医生，其培养模式具有应用型、特殊性和复杂性。在临床医学领域开展专业学位研究生教育极具典型性、示范性和带动性。1986年，国务院学位委员会、卫生部等部门联合下达了《培养医学博士（临床医学）研究生的试行办法》的通知，提出在原有培养学术型医学博士研究生的基础上，探索医学类高层次应用人才培养新类型，培养一批社会公共卫生行业所需要的高级临床医学专门人才。经过长期探索和调研，1997年4月国务院学位委员会第十五次会议审议通过《关于调整医学学位类型和设置医学专业学位的几点意见》，明确将医学学位划分为科学学位和专业学位，并决定首先在临床医学专业学位进行试点。1998年《临床医学专业学位试行办法》的颁发标志着全国临床医学专业学位教育的试点工作正式启动。实施临床医学专业学位是我国医学学位制度的一项重大改革，推动了临床医学专业学位研究生教育规模的快速发展，切实提高了人才培养质量。

2009年，国务院对研究生教育结构做出重大调整，大力发展专业学位教育，我国研究生教育进入改革转型期，临床医学专业学位研究生教育也得以快速发展。在深化研究生教育改革取得成熟经验的基础上，为进一步解决医学类专业学位研究生教育改革中面临的深层次问题,理顺管理体制机制,适应医疗卫生行业发展对高层次医学人才的需求,深入推进医学类研究生人才培养体系改革,加强与医疗卫生体制改革协同发展,2014 年 6 月,教育部、国家卫生计生委等六部门联合印发了《关于医教协同深化临床医学人才培养改革的意见》,对临床医学人才培养模式改革提供了指导性意见,在深入总结部分地区、高校开展临床专硕人才培养模式改革的基础上,提出全面推进临床医学"5+3"人才培养模式改革,即 5 年本科学习培养加 3 年临床专硕教育(3 年住院医师规范化培训)的人才培养模式。全部临床专硕均须纳入住院医师规范化培训体系,七年制学生进入研究生学习阶段也可根据学生意愿纳入 3 年住院医师规范化培训,从而在国家层面上构建起了临床专硕人才培养模式。在具体举措方面,着力推进与住院医师规范化培训有机融合的临床医学硕士专业学位研究生培养改革,探索与专科医师规范化培训有机衔接的临床医学博士专业学位人才培养改革。2015 年起,全部培养临床医学硕士专业学位研究生的高校均已经实施临床医学"5+3"人才培养模式,培养出一大批适应经济社会发展需求的高层次应用型医学人才,为医疗卫生体制改革提供了人才保障。全国按行业就业人员统计,卫生和社会工作行业中具有研究生及以上教育程度的从业人员比例从 2009 年的 1.4%上升至 2016 年的 3.5%,增幅为各行业之首(图 2-12)。

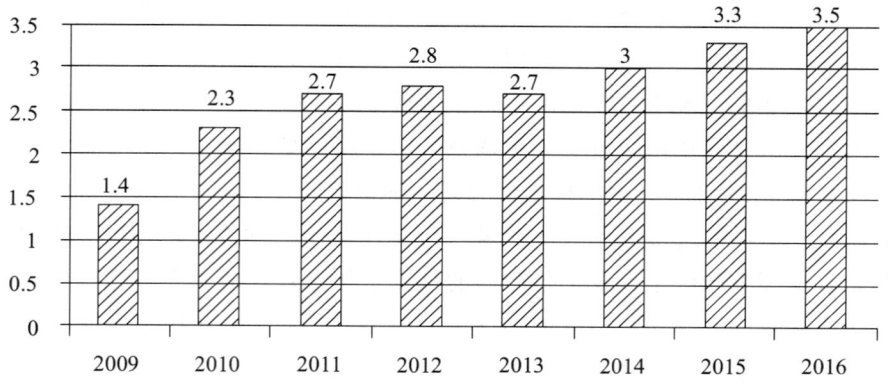

☒ 卫生和社会工作行业中具有研究生及以上教育程度的从业人员比例

图 2-12　全国卫生和社会工作行业中具有研究生及以上教育程度的从业人员比例(%)

数据来源:《中国人口和就业统计年鉴(2009—2016)》

至此，我国医教协同医学人才培养模式初步建立。该模式解决了我国临床医学专业学位人才培养与行业认证的对接问题，实现了临床医学人才培养模式的重大突破，我们可以称之为"临床医学专业学位人才培养 1.0 版本"。

2017 年 7 月 10 日，由教育部、国家卫生计生委、国家中医药管理局联合召开的全国医学教育改革发展工作会议在京举行。中共中央政治局常委、国务院总理李克强对会议作出重要批示。中共中央政治局委员、国务院副总理刘延东亲自出席医学教育改革发展工作会议并作全面系统部署。教育部、国家卫生计生委、国家中医药管理局、中央组织部、中央编办、国家发改委、财政部、人力资源和社会保障部、国务院法制办、中央军委后勤保障部等 10 个部委的负责同志出席了会议。这是中华人民共和国成立以来首次举行规格如此之高、规模如此之大的全国医学教育改革发展工作。随后，国务院办公厅公开发布《关于深化医教协同进一步推进医学教育改革与发展的意见》（以下称《意见》），该《意见》是由教育部、国家卫生计生委、国家中医药管理局牵头制定，并多次征询国务院教改小组、医改小组等 28 个相关部门意见后正式发布的，是中华人民共和国成立以来首次以国务院办公厅的名义就医学教育改革专项工作发布的文件。两个"首次"深刻反映出党和政府对加强医教协同进一步推进医学教育改革发展的重视与关心。《意见》是党和政府在新的历史条件下深刻研判我国经济社会发展新常态、新形势、新需求，紧密结合全面深化改革重大战略的基础上制定的。它以建设健康中国、实现"全民健康"为目标，推动全面建成小康社会，既是对医教协同医学人才培养模式改革前期工作的完善和深化，更是在"四个全面"战略布局下对医学人才培养和医疗卫生体制具有全局性、战略性、引领性意义的改革举措，是当前和今后一段时期医学高层次人才培养改革的纲领性文件，对深化医教协同，推动临床医学专业学位人才培养改革具有重大指导意义。

随着我国医教协同推进医学人才培养改革的不断深入，高层次医学人才培养过程中涉及体制机制改革等深层次问题逐渐显露，给深化医教协同改革带来极大阻碍。我国全面深化改革以来，研究生教育改革实现跨越式发展，研究生教育规模稳居世界第二，博士研究生教育规模已高居世界第一，但在研究生教育的质量、结构、保障、协同等方面发展滞后，不适应经济社会发展需求问题突出，医学研究生教育存在与医疗卫生行业脱节的情况仍未完全解决。同时，医疗卫生行业改革力度空前，党中央和国务院高度重视提高全民健康水平、建设健康中国，把建设健康中国作为全面建成小康社会的重要组成部分。国务院多次召开医改领导小组会议，部署全面深化医疗卫生体制机制改革。如今，我国医疗卫生体制改革取得了重大进步，尤其是毕业后教育、终身教育体系不断完善，为培养一大批高层次医学人才提供了制度保障。但医疗卫生行业改革与医学教育改革的制度衔接还不够紧密，卫生改革对医学教育的反馈性、指引性、推动性作用不够突出。医学研究生教育具有极强的特殊性和自身规律性，医学研究生教育最终目标是提高人民生命健康水平。医学研究生主要从业范围是医疗卫生服务单位，服务对象与从业范围决定了医学研究生教育的改革与发展与医疗卫生行业的改革与发展紧密相关。二者在改革发展过程中一旦出现滞后、不适应甚至冲突的情况，都将阻碍高层次医学人才的培养，造成院校教育与社会实践的脱节，这一矛盾随着我国研究生教育快速发展、医疗卫生服务需求大幅增长而更加凸显。

　　临床医学专业学位人才培养涉及教育与卫生两大民生热点，是实现党的十九大报告提出的"坚持在发展中保障和改善民生。……学有所教、病有所医"的基本保障，需要紧密协同教育和卫生等相关部门。因此，医教协同向来是教育部、国家卫生计生委等相关主管部门深化改革的重点领域，受到了党中央和国务院的高度重视。从全国医学教育改革发展工作会议精神与《意见》要求来看，本次深化医教协同的重点任务是要解决困扰医学人才培养的"五个不适应"问题，即规模层次不适应、结构不适应、培养质量不适应、条件保障不适应和工作机制不适应。《意见》为切实解决上述问题广泛征求了各相关单位、学会、协会意见，尤其重视听取一线培养单位、教师的意见，提出了具有针对性的举措。"五个不适应"在医学研究生教育中均有体现，是影响医学研究生教育改革发展的不利因素。

五、临床医学专业学位人才培养研究现状述评

在我国全面实施临床医学专业学位"5+3"人才培养模式之前,相关省市及高校进行了大胆创新,积累了丰富的改革经验。汪玲介绍了上海市临床医学硕士专业学位教育综合改革试点工作的探索和创新:构建了以培养临床实践能力为核心的"5+3"临床医学人才培养模式,界定了临床医学专业学位硕士研究生的"双重身份",实现了"三个结合"的全程有效衔接,通过"四证合一"解决了专业学位与执业医师资格之间矛盾。其培养方案特色在于以临床能力培养为核心的课程体系、以网络化课程为主体的教学方式、以临床技能训练为核心的实践能力培养。在管理体制机制方面,强调协同创新、质量为本和规范管理。上海市临床医学"5+3"人才培养模式受到了教育部的高度评价,对于其他省市有很好的引领、示范和带动作用[1]。胡伟力等分析了临床医学专业学位研究生教育与住院医师规范化培训"双轨合一"的必要性以及构建"双轨合一"创新模式面临的主要问题,介绍了重庆医科大学从报考条件、轮转时间、临床考核、学位授予等方面构建临床医学专业学位研究生教育与住院医师规范化培训"双轨合一"模式的实践与探索。研究认为专业学位研究生教育的主要目标是培养适应市场需求的高层次应用型专业人才,做好与职业资格认证的有机衔接是专业学位研究生迅速融入相关行业的关键;我国医学教育体系十分复杂,临床医学专业学位研究生教育与住院医师规范化培训仍需不断探索完善。重庆医科大学结合自身长期实践经验,采取多种措施对临床医学专业学位研究生教育与住院医师规范化培训"双轨合一"进行了探索,为专业学位研究生教育与职业资格认证的衔接提供了新的思路[2]。"上海模式"和"重庆模式"各有特色,为全面推动临床医学专业学位"5+3"改革发挥了推广示范效应。

在临床医学专业学位人才培养医教协同模式初步建立并实施后,部分学者开始发现协同模式存在的不适用、不健全的问题,并开始思考解决办法。柯杨介绍了北京大学医学部改革临床医学人才培养模式的探索和实践:探索并坚持"四轨合一"的"5+3+X"临床医学人才培养模式;坚持临床医学专业学位研究生的招录和培养标准;适应医改对人才的需求,推进全科医学人才培养。研究认为医学教育兼具高等教育的属性和职业培训的特

点，院校教育、毕业后教育和继续教育是保证培养高质量临床医学人才三个不可分割的环节。住院医师规范化培训和临床医学专业学位研究生教育是医学生成长为医生的重要阶段，只有深化医教协调，我国的临床医学人才培养才会更加规范、更加符合医疗卫生事业发展的需求[3]。胡伟力等人认为在当前深化医教协同的宏观背景下，临床医学类专业学位硕士研究生招考制度面临条件保障和工作机制改革滞后、未能紧密结合医疗卫生行业发展需求、缺乏区分度等问题。这一系列问题的根源在于体制机制障碍、缺乏法律政策保障、质量保障体系不健全等深层次困境。研究指出深化医教协同、推进临床医学类专业学位硕士研究生招考制度改革，需要加强法律体系建设，理顺管理体制和工作机制，调整招生规模和结构[4]。詹启敏等人提出深化医教协同，应紧密把握国家战略发展需求，借力健康中国战略。人民日益增长的美好生活需要首先是对健康的需求日益增长，健康是老百姓的基本需求。健康中国战略、教育强国战略、创新型国家发展战略为临床医学人才培养改革提供了最好的历史机遇。同时指出了当前医教协同面临的主要问题：医学人才培养体系需进一步完善，医学教育与卫生行业供需不相适应；医学人才培养效率和质量需要提高，医学人才培养与社会需求脱节；医师人才队伍结构性失衡，医学人才短缺与浪费并存；医学高层次科技创新人才不足，医学科技人才规模与创新水平不匹配等[5]。

此外，还有学者以更为广阔的视野来审视临床医学人才培养发展与改革问题。如临床医学专业学位教育与发达国家的比较研究、国内临床医学专业学位教育的历史纵向比较研究等。Silkens 探讨了美国高校如何提高医学研究生培养质量的具体实例，认为医学研究生培养质量必须以满足行业需求为前提，为我国学者研究加强医教协同、构建临床医学人才培养质量保障体系提供了经验借鉴[6]。吴镇柔等在《中华人民共和国研究生教育和学位制度史》一书中介绍了临床医学专业学位的起源与发展，阐明了建立临床医学专业学位人才培养体系的初衷，即培养高层次应用型人才。医教协同是临床医专业学位改革与发展的内在要求，为后续研究者深入理解当前时期深化医教协同、推动临床医学专业学位人才培养模式改革提供了历史依据[7]。刘谦介绍了我国建立住院医师规范化培训制度、推进医教协同、构建以"5+3"为主体的临床医学人才培养体系所取得的成绩，阐述了今后国家卫计委推进临床医学人才培养的工作重点。该文章认为毕业后医学教育和专业学位研究生教育都是医学教育的重要组成部分，是现阶段培养合格临床医师的重要途径，关乎临床医师培养质量，关乎医疗卫生服务水平，关乎人民群众的健康和生命权益。他表示卫计委将积极协同教育部等部门，创新工作机制，加强相互配合，按照"提高质量、服务需求"的原则，注重临床实践训练、注重群众健康服务需求，加快构建具有中国特色的规范化医学人才培养体系，为维护和增进人民群众的健康提供更加有力的人才支撑。该文献有助于学者了解今后卫生主管部门深化医教协同、创新工作机制的改革思路[8]。汪玲认为医学人才是推进健康中国建设的关键生产力，也是办好人民满意医药卫生事业的基础。她通过聚焦医学人才培养体系、培养规模、培养结构和培养质量，论述了健康中国建设对医学院校人才培养提出的新要求。建议临床医学专业学位人才培养要加强医教协同，改革培养模式；调控招生规模，优化专业结构；完善培养体系，提高培养质量。

通过上述文献的梳理可以看出，北京、上海、重庆等省市有关高校在临床医学专业学位医教协同人才培养模式改革领域做出了积极探索，实现了从无到有的突破。在全面实施临床医学"5+3"人才培养模式后，一些培养单位的管理人员和学者本着严谨、求精的态度，开始总结并思考"5+3"模式的不足并推动国家层面出台进一步深化医教协同的政策。因此，系统总结当前问题，解决临床医学专业学位人才培养中存在的深层困境，亟需以新的视野、新的方法、新的资料来构建临床医学专业学位人才培养医教协同新机制，探索形成"临床医学专业学位人才培养2.0版本"，从创新机制着手，解决临床医学专业学位人才培养的根本性问题。

参考文献

[1] 汪玲. 临床医学专业学位教育综合改革的探索和创新：以上海"5+3"人才培养模式为例[J]. 学位与研究生教育，2012（10）：49-54.

[2] 胡伟力，陈地龙，陈怡婷，等. 临床医学专业学位研究生教育与住院医师规范化培训"双轨合一"的难点及对策研究[J]. 学位与研究生教育，2013（02）：41-45.

［3］柯杨. 协同促改革　协调谋发展：北京大学医学部深化临床医学人才培养模式改革与实践[J]. 学位与研究生教育，2015（01）：31-32.

［4］胡伟力，陈怡婷，段昌柱，等. 深化医教协同视域下临床医学类专业学位硕士研究生招考制度改革实践及其深层困境探析[J]. 学位与研究生教育，2018（07）：34-38.

［5］詹启敏，王维民，王县成，等. 面向未来：医学教育的责任与使命（笔谈）[J]. 中国高教研究，2018（05）：77-81.

［6］SILKENS. Towards healthy learning climates in postgraduate medical education: exploring the role of hospital-wide education committees[J]. BMC Medical Education，2017，17（1）：241.

［7］吴镇柔，陆叔云，汪太辅. 中华人民共和国研究生教育与学位制度史[M]. 北京：北京理工大学出版社，2001.

［8］刘谦. 医教协同深化临床医学人才培养改革　为维护和增进人民健康提供有力人才支撑[J]. 学位与研究生教育，2015（1）：15-16.

构建临床医学硕士专业学位研究生教育与住院医师规范化培训"双轨合一"培养模式的难点及对策

一、问题的提出

研究生教育是我国高等教育的最高层次,不断提高研究生教育质量是提升我国核心竞争力的关键之一。我国正处在由研究生教育大国迈向研究生教育强国的历史性过渡时期,培养高层次应用型专业人才、加快研究生教育结构调整是建设人力资源强国、实现科技兴国、人才强国宏伟战略的重要支撑。2010年,国务院学位委员会第27次会议强调专业学位教育要与职业认证有机衔接。因此,保证专业学位研究生得到行业认可、顺利取得相关行业的从业资格,使专业学位研究生真正成为所在领域的高层次应用型专业人才,已成为专业学位研究生教育的重大课题。

我国临床医学专业学位研究生教育自1998年试点以来已为我国培养了大批高层次医学专业人才,但也面临着培养质量不高、临床实践技能培训不够、学位教育与从业资格培训脱节等问题。住院医师规范化培训是医学生毕业后教育的重要组成部分,对于培训临床高层次医师,提高医疗质量极为重要,占据了医学终生教育的承前(医学院校基本教育)启后(继续医学教育)的重要地位,是临床医学专家形成过程的关键所在。将临床医学专业学位研究生教育整个过程与住院医师规范化培训有机结合,在生源选拔、培养时间、临床考核、学位授予等环节实现无缝对接,能够切实保障临床医学专业学位研究生培养质量,有效节省教育培训资源、提高人才培养效率,解决专业学位研究生教育的从业资格认证难题。

重庆医科大学作为全国首批获得临床医学博士、硕士专业学位授予权的试点单位之一，学校各附属临床学院均为重庆市住院医师规范化培训基地，在临床医学专业学位研究生教育工作及住院医师规范化培训工作中积累了丰富经验，对这两项工作面临的主要问题有较为深刻的认识，提出了从招生标准、轮转时间、临床考核、学位授予等环节来构建临床医学专业学位研究生教育与住院医师规范化培训"双轨合一"的创新模式，探索专业学位研究生教育与行业资格认证的新形式。

二、"双轨合一"创新模式的背景分析

国外发达国家硕士阶段研究生教育主要以专业学位为主。美国是世界上专业学位研究生教育最发达的国家，目前专业学位已接近研究生整体规模的85%，成为美国研究生教育的主体。美国医学专业人才培养较为成功，其培养模式在长期的发展过程中得到了不断完善。美国的临床医师培养大概分为四个阶段，即招生、医学院培养、住院医师培训和专科医师培训，四个培养阶段非常系统连贯，确保了临床医师培养的高质量[1]。住院医师规范化培训是医师培养必须经历的阶段，通过不断完善培养目标、培养内容、组织管理、培训标准、考核要求等方面，美国建立起了一套适应自身医疗卫生体系需求的医师培养模式[2]。

曾经较长一段时期，我国无住院医师规范化培训制度，学生从医学院校毕业，未经二级学科培训，就直接到医院从事临床工作，毕业后的临床能力和水平相当程度上取决于所在医院的条件，严重影响了医疗队伍整体素质的提高。20世纪80年代开始，许多地方恢复了住院医师规范化培训的试点工作[3]。目前，全国大部分省市已开展住院医师规范化培训，逐步探索适合本区域实情的医师培训制度，但是临床医学专业学位研究生教育与住院医师规范化培训之间存在着临床能力训练及考核互不认可、研究生与住院医师的课程学习不完全认可等矛盾。此外，临床医学专业学位研究生教育与住院医师规范化培训存在着重复培养等情况，在人力、物力、财力、时间上造成了巨大的资源浪费，探索建立临床医学专业学位研究生教育与住院医师规范化培训"双轨合一"的创新模式可以有效地解决这些矛盾。

三、"双轨合一"创新模式的可行性分析

1. 培养目标一致

临床医学专业学位研究生教育和住院医师规范化培训都是以培养真正"能看病的医生"为宗旨,以提高研究生(学员)的临床实践能力为主要目标,对科研能力的要求相对较低。二者培养目标的一致性,为构建"双轨合一"模式打下了坚实基础。

2. 培养内容相似

《临床医学专业学位试行办法》规定申请学位人员临床能力必须达到《临床住院医师规范化培训试行办法》中规定的第一阶段水平才能申请学位,使得临床医学专业学位研究生培养内容与住院医师规范化培训内容具有很大相似性。在临床轮转的科室方面,临床医学专业学位研究生教育与住院医师规范化培训也基本一致[4]。

3. 培养资源共享

1)生源共享

临床医学专业的本科毕业生可以作为临床医学专业学位研究生和住院医师规范化培训学员的共同生源,纳入"双轨合一"培养模式中来,可以有效减少重复培养的时间,而且在规定的时间内,既能学习相关专业理论知识,又能深入临床科室进行轮转训练。

2)经费共享

临床医学专业学位研究生在进行住院医师规范化培训期间,其待遇一方面源于在校研究生的生活补助或经费资助,另一方面也可获得住院医师规范化培训期间的奖金。既提高了研究生的整体待遇水平,又节省了培养经费,实现了经费的高效利用。

3)临床资源共享

"双轨合一"培养模式将临床医学专业学位研究生教育和住院医师规范化培训合二为一,在床位、导师、病案等方面二者充分共享,实现了"一种模式,两手并举"的效果,优化了培养资源的配置。

四、"双轨合一"创新模式亟待解决的主要问题

1. 招生准入标准不同

目前,各高校临床医学专业学位研究生报考条件不尽一致,不少高校因生源较差等各种原因,对临床医学专业学位研究生报考条件要求较低,不仅医学本科生可以报考,专科生毕业后工作两年也可以报考,甚至其他专业学生都能报考,这类考生有的基础知识不扎实,更缺乏动手能力,达不到进入临床轮转训练的标准。卫生部颁布的《临床住院医师规范化培训试行办法》规定,住院医师规范化培训的对象是从事或拟从事临床工作的高等院校医学专业本科及以上层次毕业生,住院医师规范化培训对象在专业背景和学历层次上的标准比部分院校招收临床医学专业学位研究生的标准要高。准入标准不统一,直接造成了培养对象基本素质参差不齐,不利于临床医学专业学位研究生教育与住院医师规范化培训并轨。

2. 培养时间要求不一致

国内临床医学专业学位研究生培养并无统一模式,各高校根据自身条件和培养内容的差别,在培养周期上有长有短,研究生即使从 9 月份入学开始进入临床一直轮转到毕业当年 7 月份,临床轮转周期也仅为 34 个月。住院医师规范化培训要求培训人员在临床科室轮转必须达到 36 个月才能获得合格证书。临床医学专业学位研究生临床轮转时间达不到住院医师规范化培训的要求,使得临床医学专业学位研究生申请住院医师规范化培训合格证书面临困难。

3. 临床能力考核方式不同

临床医学专业学位研究生的培养目标是成为高层次应用型临床医师,临床能力是临床医师的主要衡量指标。因此,临床能力考核是保证研究生培养质量的关键,是临床研究生培养过程中的一个重要环节。临床医学专业学位研究生临床能力考核主要由临床轮转科室考核和毕业考核两部分组成,临床能力考核体系的构建、量化指标体系的形成是专业学位研究生考核工作的难点[5]。专业能力考核是住院医师规范化培训中最能体现"规范化"

的内容之一，考核贯彻整个培训过程，包括日常考核、年度考核、阶段考核等方面，是保障住院医师规范化培训质量的关键措施。各地住院医师规范化培训专业能力考核的内容及标准也存在差别，如何构建有效的临床医学专业学位研究生临床能力考核体系，与住院医师规范化培训专业能力考核有机衔接，是实现"双轨合一"的关键。

4. 临床能力训练互不认可

部分高等医学院校认可以同等学力申请学位人员的住院医师规范化培训临床能力训练，但仍要求申请学位人员参加研究生临床能力考核。已取得住院医师规范化培训合格证书的住院医师在接受研究生教育的过程中还要进行临床能力训练，而高校培养的临床医学专业学位硕士研究生，毕业后绝大多数只能进入第一年的住院医师规范化培训，其在研究生阶段完成的临床能力训练也得不到完全认可。此外，许多用人单位要求临床医学专业学位研究生进入单位后必须进行住院医师规范化培训[6]。因此，临床医学专业学位研究生教育与住院医师规范化培训在实际操作层面还未有效衔接。

5. 授位（结业）要求不一致

临床医学专业学位研究生注重临床实践能力的培养，以培养"真正会看病的医生"为宗旨，对其科研能力的要求相对较低，但是也不乏理论基础、科研方法的培养。住院医师规范化培训仅对培训人员的临床能力训练有要求，对提高学员理论水平帮助有限。从对毕业授位（获得资格证书）的条件来看，部分高校要求临床医学专业学位研究生发表文章才能授位，条件比住院医师规范化培训更高。

6. 奖学金、助学金（补贴）待遇标准不同

临床医学专业学位研究生在校期间虽然有一定的奖学金（或助学金）补助，但与住院医师规范化培训的学员相比，待遇还是有较大差距。临床医学专业学位研究生同样进行科室轮转训练，付出的劳动与住院医师规范化培训学员相差无几，付出与待遇不平衡影响了临床医学专业学位研究生进行临床能力训练的积极性，不利于临床医学专业学位研究生教育与住院医师规范化培训的协调发展。

五、构建"双轨合一"创新模式的探索与实施——以重庆医科大学为例

1. 提高临床医学专业学位研究生报考要求

临床医学专业学位研究生教育要与住院医师规范化培训有效并轨，首先要确保招生条件对等，才能为后续过程提供共同基础。学校提高了临床医学专业学位研究生报考要求，在招生简章中规定考生须具备的学历学位要求为"国家承认学历的全日制国民教育系列大学应届本科生；或已经毕业并获得毕业证；或以上学历"，并要求考生学历背景必须为"本科学习专业为临床医学，获得医学学士学位"。提高报考要求、明确学历学位背景，有效解决了研究生在报考执业医师资格、获取住院医师规范化培训合格证书时条件不够的问题，提高了生源质量，保证了临床医学专业学位研究生教育与住院医师规范化培训在招生条件方面的一致性。临床医学专业学位研究生从新生进校起便进入住院医师规范化培训流程。

2. 探索"填平补齐"机制，统一临床轮转周期

临床医学专业学位研究生入学后将其纳入"两个层次、两个阶段"的培养，第一阶段临床轮转一年半，由各临床学院管理部门统一安排，轮转要求不仅满足国家对临床医学专业学位研究生的要求，同时与住院医师规范化培训紧密结合；第二阶段是本科室临床能力定向培养一年半，要求学生担任 24 小时住院医师不少于 6 个月，总时间不少于 34 个月，其要求同住院医师规范化培训相一致。针对非应届研究生采取"填平补齐"的培养方式，即准确记录临床医学专业学位研究生临床轮转时间，与其之前参加住院医师规范化培训的时间相加，以达到住院医师规范化培训的时间要求。已达到临床轮转要求的学生直接转入专科培训，这样既节约了研究生进行临床轮转的时间，又保证了培养质量，在轮转周期上做到了无缝对接。

3. 构建临床能力考核体系，提高"双轨合一"培养质量

目前临床医学专业学位研究生轮转考核中存在两个主要问题：一是研究生的生源质量参差不齐，临床能力水平不一致，进入临床训练后，适应

能力有高有低；二是各学院各学科专业出科考核题目难度水平不一致，考核专家的要求不完全一致，部分考试的出科考核中存在走过场，使出科考试流于形式。针对上述问题，学校研究和探索更加严谨的临床训练及考核办法，主要有"岗前培训""集中出科考核""阶段考核"以及"年度考核"。"岗前培训"即在临床医学硕士专业学位研究生进入正式临床训练前，对研究生进行一些临床基本知识和技能的训练，内容包括：病历书写、体格检查、心电图、内科系统基本操作、外科系统基本操作等常规内容，也适时地增加了医德医风教育、医疗法律法规培训、医患沟通技巧、病历书写规范等综合能力的培养。只有"岗前培训"合格后方可进入临床训练。"集中出科考核"即指某个学科或某几个相关学科在统一的时间里由学校组织在学院集中实施出科考核，考核内容主要包括病例考核、病例答辩、技能操作等，根据各学科的特点，按内科系统、外科系统等进行分组考核。建立了统一的临床能力考核体系，使之适用于临床医学专业学位研究生临床能力考核与住院医师规范化培训结业考核，不仅解决了考核体系复杂多样的矛盾，也有效保障了"双轨合一"的培养质量。

4. 解决临床医学专业学位研究生教育与相关行业政策的矛盾，实现"四证合一"

针对《中华人民共和国执业医师法》《临床住院医师规范化培训试行办法》等法规政策与临床医学专业学位研究生教育的矛盾，学校得到了上级行业主管部门的大力支持，允许未取得执业医师资格证的临床医学专业学位研究生入学后在学校各三级甲等附属医院临床训练一年后，由各医院出具试用培训证明，报名参加执业医师资格考试，彻底打破了临床医学专业学位研究生培养的瓶颈问题。临床医学专业学位研究生在完成相关培养内容并通过考核后可取得研究生毕业证和学位证，同时也可以获得住院医师规范化培训合格证书和执业医师资格证书，实现"四证合一"，极大地节约了教育培训资源。

5. 建立不同类型的授位标准

专业学位研究生的培养目标与科学学位研究生相比有明显区别，前者主要是培养高层次应用型专业人才，对其科研能力要求相对较低。临床医学专业学位研究生培养目标是提高其临床实践能力，因此在授位要求上更应该看重其临床能力考核结果，建立与科学学位研究生不同的授位标准，逐步向住院医师规范化培训结业要求靠拢。

学校对临床医学专业学位研究生授位标准进行修订，降低了对发表文章的要求，规定临床医学专业学位硕士研究生只需发表一篇综述或病案分析即可申请学位。不同类型的授位标准使临床医学专业学位研究生授位要求更符合其培养目标，也符合住院医师规范化培训结业的要求。

6. 提高临床医学专业学位研究生补助标准

针对临床医学专业学位研究生在临床轮转期间补助远低于住院医师规范化培训学员的情况，学校多方调研、反复论证，在改善研究生临床轮转期间的待遇问题上下功夫，提高学生临床训练的积极性。临床医学专业学位研究生在进行住院医师规范化培训期间的补助主要来源于两个方面，一方面是研究生的生活补助或经费资助，另一方面是住院医师规范化培训期间的津贴和奖金。不断提高补助待遇，能基本保障研究生的生活，提高研究生临床训练的积极性，同时也在待遇方面与住院医师规范培训有机接轨，进一步完善"双轨合一"模式。

专业学位研究生教育的主要目标是培养适应市场需求的高层次应用型专业人才，做好与职业资格认证的有机衔接是专业学位研究生迅速融入相关行业的关键。我国医学教育体系十分复杂，临床医学专业学位研究生教育与住院医师规范化培训工作均处于探索完善阶段，重庆医科大学结合自身长期实践经验，采取多种措施对临床医学专业学位研究生教育与住院医师规范化培训有机衔接进行了有益的探索，对专业学位研究生教育与职业资格认证并轨提供了新的思路。

参考文献

[1] STUART J SLAVIN. Reforming higher specialist training: A view from paediatrics in the United States[J]. Medical Education, 2009, 33(1): 6.

[2] JOSEPHINE M CASSIE, JUDITH S ARMBRUSTER, M IAN BOWMER, et al.Accreditation of postgraduate medical education in the United Stated and Canada: A comparison of two systems[J]. Medical Education, 2010, 33(7): 493.

[3] 田冬杰，赵中辛，谭军，等. 住院医师规范化培训考核体系改革的探索[J]. 中国卫生资源，2011（11）：372-374.

[4] 陈敏. 临床医学专业学位研究生培养与住院医师规范化培训相结合的可行性探究[J]. 中国高等医学教育，2011（9）：118-120.

[5] PEARCE C, IAW ST, CHONDROS P, et al.Australian doctors and their postgraduate qualification[J]. AustFam Physician (Australia), 2003, 32(1-2): 92-94.

[6] 杨淑华，李碧丽，曹秀风，等. 临床医学专业学位研究生临床能力培养与考核[J]. 中国高等医学教育，2010（2）：135-136.

基于"5+3"改革加强临床医学硕士专业学位研究生临床能力培养的难点及对策
——以重庆医科大学为例

重庆医科大学创建于1956年，由原上海第一医学院（现为复旦大学上海医学院）分迁来渝组建而成，学校自1979年起招收博士、硕士研究生，1981年获准为全国首批博士、硕士学位授权单位，1998年成为全国首批临床医学博士、硕士专业学位试点单位之一。1998年以来，学校大力发展专业学位研究生教育，2009年起，学校着力开展临床医学硕士专业学位研究生（以下简称临床专硕）培养模式改革。针对临床专硕临床能力培养存在的主要问题，学校以临床专硕教育与住院医师规范化培训有机衔接为切入点，探索临床专硕"5+3"人才培养模式，进行了一系列改革和探索，经过五年多的实践，取得了显著的成效，切实保障了临床专硕的临床能力训练水平，有效提高了临床培养质量，助推了我国临床专硕培养模式改革，为医疗卫生行业输送了大批高层次应用型人才，为全面推进医教协同、深化临床医学人才培养改革提供了可供借鉴的模式。

一、重庆医科大学构建"5+3"人才培养模式，着力提高临床医学硕士专业学位研究生临床能力的背景

质量是学位与研究生教育工作的生命线，实施医学专业学位制度的关键是保证学位授予质量。我国临床医学专业学位研究生教育自1998年试点以来已为我国培养了大批高层次医学专业人才，提高了临床医疗队伍的素质和临床医疗工作水平，促进了我国卫生事业的可持续发展，但是各试点单位对这项相对年轻的重点改革还缺乏经验，各临床医学专业学位授权点

在实际工作中遇到了一些问题和困难，临床专硕整体培养质量不高，尤其是临床实践能力不过硬、临床能力培养模式改革滞后是困扰我国临床专硕教育的主要难题[1]。

2014 年，教育部等六部门联合下发《关于医教协同深化临床医学人才培养改革的意见》《临床医学硕士专业学位研究生指导性培养方案》等文件，对临床医学人才培养模式改革提供了指导性意见，在深入总结部分地区、高校开展临床专硕人才培养模式改革的基础上，提出全面推进临床医学"5+3"人才培养模式改革，即 5 年本科培养加 3 年临床专硕教育（3 年住院医师规范化培训）的人才培养模式。全部临床专硕均须纳入住院医师规范化培训体系，七年制学生进入研究生学习阶段也可根据学生意愿纳入 3 年住院医师规范化培训，从而在国家层面上构建起了临床专硕人才培养模式。

由于临床医学"5+3"人才培养模式涉及医学研究生、住院医师、七年制临床医学生等若干培养对象，临床专硕学位授予标准较难准确把握，培养质量难以有效保证。临床实践能力训练是临床专硕培养的中心内容，也是其与学术学位研究生教育的主要区别，是改革临床专硕培养模式的核心。重庆医科大学在长期培养临床专硕的实践过程中，逐步探索出基于"5+3"人才培养模式的临床能力培养体系，完成了《临床医学硕士专业学位研究生临床能力培养模式的创新与实践》教育实践成果。该成果切实解决了我国当前临床专硕培养模式不健全、管理体制机制改革滞后、临床专硕整体培养质量不高、专业学位教育与行业准入标准难以无缝对接等关键难题。

二、加强临床医学硕士专业学位研究生临床能力培养的必要性

1. 符合当前我国研究生教育战略性调整方向

自 1981 年正式实施学位制度以来，我国学位与研究生教育事业取得了举世瞩目的发展成就，目前研究生教育规模已经跃居世界第二，成为仅次于美国的研究生教育大国。但在快速发展过程中所带来的突出问题，如研究生整体培养质量不高，自主创新能力严重缺乏，服务经济社会能力有待

提高，结构性不平衡问题严峻，学位类型结构不尽合理，研究生教育与行业资格对接不顺畅等严重阻碍了我国研究生教育的可持续发展。为有效解决上述矛盾，国务院学位委员会、教育部等主管部门采取了多种措施，保障研究生培养质量，提高研究生教育服务经济社会发展能力，对学位类型进行战略性调整，大力发展专业学位研究生教育，推动专业学位与行业准入对接。重庆医科大学大力发展临床专硕教育，着力提高临床专硕的临床能力培养质量，改革临床专硕培养模式，准确把握了我国研究生教育战略性调整方向，在相关改革领域先行先试，有利于推动我国临床专硕临床能力培养改革。

2. 符合我国高层次医学人才培养模式改革趋势

高等医学教育因其培养周期长、服务对象特殊、管理体系复杂，具有很强的自身特殊性，医学研究生教育是高等医学教育的最高层次，关系到我国医疗卫生高层次人才队伍的建设与发展，关系到医疗服务行业整体水平的提高，关系到千家万户的生命健康。办好临床专硕教育，离不开教育主管部门、卫生主管部门等相关部门的通力协作。为解决临床专硕教育与行业对接问题，教育部等六部门下发《关于医教协同深化临床医学人才培养改革的意见》《临床医学硕士专业学位研究生指导性培养方案》等文件，对临床专硕培养模式进行了深化改革，要求临床专硕教育必须与住院医师规范化培训相结合，研究生毕业授位与取得执业资格证书挂钩，强调临床能力训练，着力培养高层次应用型医学人才。重庆医科大学深入研究临床专硕培养过程中存在的主要问题，采取多种措施，以培养"真正会看病的医生"为宗旨，加强临床专硕的临床能力培养，改革培养模式，提高培养质量，符合我国高层次医学人才培养模式改革趋势。

3. 符合国际上临床医学硕士专业学位研究生培养潮流

纵观欧美发达国家研究生教育，在硕士研究生阶段，专业学位研究生教育占绝对主流，几乎 80% 以上的学生按专业学位培养。总体来看，专业学位研究生培养目标是为行业需求服务，即培养高层次应用型人才。就临床专硕教育而言，即是培养"会看病、看好病"的临床医生，临床能力训练是培养工作的核心任务。重庆医科大学借鉴发达国家专业学位研究生教育发展趋势,结合自身实情,将临床专硕培养重心转移到临床能力培养上来,符合发达国家专业学位研究生培养经验与发展趋势。

4. 临床专硕教育改革是解决我国临床医学硕士专业学位研究生培养质量不高的必然选择

我国实行临床专硕教育已近二十年,从前期实践情况来看并不十分理想,国家层面未出台规范统一的培养目标及培养模式,各培养单位均处于探索阶段,临床专硕教育从培养目标、培养过程、授位条件等方面均类似于学术学位,未能体现出专业学位的特点,未能实现培养高层次应用型人才的最终目标,培养模式仍是"重科研、轻临床",大量临床专硕学会了实验方法和技术,学会了文献检索与论文撰写,临床实践能力却严重缺乏,毕业后仍然不能尽快适应临床工作,不得不继续参加规范化培训,以提高其临床实践能力。这导致了我国培养的临床专硕不仅得不到国际上的认可,也得不到广大人民群众的认可。因此,改革临床专硕的临床能力培养模式,强化临床能力训练,成为解决上述矛盾的必然选择。

三、我国临床医学硕士专业学位研究生临床能力培养面临的主要问题

1. 对临床医学专业学位的认识不到位

尽管临床医学专业学位试点工作已开展了十余年,但部分导师和研究生在认识上还存在一定差距,仍然坚持"重科研、轻临床"的思想,他们认为临床专硕在临床轮转的时间过长,没有时间做科研,学位论文水平低,导致硕士学位"含金量"不高。因此,不少临床专硕研究生按照导师要求,花费大量时间进行科学实验。申请学位时,临床专项研究生需要和学术学位研究生同堂答辩,答辩委员经常对他们提出与学术学位研究生相同要求的学术问题,使得临床专硕不得不大量减少临床轮转时间,转而进行大量的科学研究,做出与学术学位研究生水平相当的学位论文,以便顺利通过学位论文答辩,而并不十分在意所写论文是否与临床实践紧密结合[2]。

2. 缺乏客观有效的临床能力考核指标体系

临床能力是临床专硕培养的核心，如何客观有效地对研究生的临床能力进行考核是保证临床医学专业学位授予质量的关键。目前国家缺乏一套对临床能力评价系统量化的指标体系。因此，各单位根据自身特点制定了种类繁多的考核指标体系，其水平参差不齐，造成临床专硕的临床能力良莠不一。产生这一现象的重要原因是临床医学专业学位试行以来，国家一直未对各试点单位进行质量评估，缺乏有效的监督机制。

3. 课程设置未能体现临床医学硕士专业学位研究生培养目标

目前仍有不少医学院校按照学术学位的培养模式来培养临床专硕，学生既要完成相同课程的学习，又要从事科学研究，临床实践训练时间难以保证。在课程设置方面，临床医学专业学位课程内容应以提高临床能力为主，而许多医学院校对学术学位和专业学位课程不作区分，仍以教授医学基础知识和科学研究方法为主，导致临床专硕缺乏临床思维和实践技能。

4. 传统的单一导师制度难以适应临床医学硕士专业学位研究生多科室轮转的培养模式

长期以来，我国研究生教育以培养学术学位研究生为主，这种研究生教育结构形成了单一的导师制度，即研究生入学后确定一名指导教师，研究生的整个培养过程在这一名导师的指导下完成。自2010年我国开始大规模开展以提高实践能力为导向的全日制研究生教育以来，传统的导师制度受到了重大挑战，要保证研究生职业能力训练，仅仅依靠一名以学术研究为主的校内导师进行指导是难以实现的。因此，大部分开展专业学位研究生教育的培养单位开始探索"双导师"制度，在校内导师的基础上聘请校外企事业等单位的专家担任联合导师，全面培养研究生的职业实践能力。临床医学专业学位研究生在实践能力培养过程中需要在不同专业、亚专业的科室进行轮转训练，一名导师甚至两名导师很难对整个培养过程进行有效指导，传统的单一导师制度已经不能适应多科室轮转的培养模式。

5. 临床实践基地建设跟不上临床专硕发展速度

一方面，随着我国研究生教育体制的改革，各院校研究生招生规模不断扩大，尤其是临床专硕的招生比例逐步提高；另一方面，迫于就业压力，考研队伍日渐壮大，造成临床研究生的数量大大增加。临床专硕培养要求必须纳入住院医师规范化培训，而各培训基地各科室的病床数及导师人数是有限的，这样就可能造成一名教师同时带多名研究生，每位研究生只能分管 1～2 张病床的局面，使得研究生动手实践操作的机会减少，导师单独指导研究生的时间缩短，不利于临床实践能力的提高。另外，部分研究生需花较多时间书写毕业论文、去多家用人单位面试、短期试工等，占用了临床轮转的时间，在一定程度上也影响了临床培训质量[3]。

6. 医德医风教育缺失

临床专硕教育强烈的职业指向目标决定了他们三年学习期间至少有两年半的时间在临床各二级学科轮转、定向实践，在他们的教育培养过程中，教学管理部门、导师、学生本人都将重心放在了临床实践能力的培养提高上。学校在教学理念、课程设置、教育教学各环节普遍存在忽视医德教育现象，医德教育过程简化，主要是对学生毕业前思想素质进行笼统的主观评价，医德教育连续性缺失。曾有调查表明，研究生们在临床实践中，医患沟通技巧欠缺、医学人文素质不高、对待患者的疾病冷漠，原来系统学习过的医学伦理学、医患沟通等课程知识，未能在研究生阶段的临床实践中进一步升华、固化。

四、重庆医科大学加强临床医学硕士专业学位研究生临床能力培养的主要举措

1. 提高认识，引导临床专硕快速发展

学校从几个方面来提高导师、管理人员及相关人员对临床专硕的认识：

一是创新管理体制。各临床学院分别成立研究生管理处，打造一支业务素质过硬的管理队伍，熟悉临床专硕培养模式，加强对导师和学生的管理，保障顺利完成临床培养要求。

二是广泛宣传。学校定期开展导师及管理人员培训，详细讲解国家研究生教育战略性发展方向及学校临床专硕教育相关政策。

三是深入调研。学校研究生管理部门组织工作人员对各临床院系开展临床专硕临床能力培养改革的效果、问题、建议进行了深入调研,对具有一定共同性的问题组织会议专题解决。

四是制定有利于临床专硕发展的招生制度。学校对临床院系的导师招收临床专硕数量提出明确要求,凡在临床工作的导师必须招收临床专硕。

五是将导师指导临床专硕工作量与职称晋升等直接挂钩,提高导师指导临床专硕积极性。

2. 改革考核体系

目前临床专硕在轮转考核中存在两个主要问题:一是研究生的生源质量参差不齐,临床能力水平不一致,进入临床训练后,适应能力有高有低;二是各学院各学科专业出科考核题目难度水平不一致,考核专家的要求不完全一致,部分考试的出科考核中存在走过场,使出科考核流于形式。针对上述问题,学校研究和探索更加严谨的临床训练及考核办法,主要有"岗前培训""集中出科考核""阶段考核"以及"年度考核"。"岗前培训"即在临床专硕进入正式临床训练前,对研究生进行一些临床基本知识和技能的训练,内容包括:病历书写、体格检查、心电图、内科系统基本操作、外科系统基本操作等常规内容,只有"岗前培训"合格后方可进入临床训练。"集中出科考核"即指某个学科或某几个相关学科在统一的时间里由学校组织在学院集中实施出科考核,考核内容主要包括:病例考核、病例答辩、技能操作等内容,根据各学科的特点,按内科系统、外科系统等进行分组考核。建立统一的临床能力考核体系,使之适用于临床专硕临床能力考核与住院医师规范化培训结业考核,不仅解决了考核体系复杂多样的矛盾,也有效保障了临床专硕的培养质量[4]。

3. 建立专业学位"模块式"课程体系,实行弹性课程学习

为加强临床专硕各培养环节管理,提高培养质量,不断适应应用型临床医学高层次人才培养的需要,学校校长亲自牵头组织临床医学专业学位培养方案的修订。为减少研究生课程学习与临床值班和技能训练的冲突,临床医学专业学位实行弹性课程学习,统一安排在第一学年晚上及周末进

行。临床医学专业学位课程设置以"职业能力"为导向，不再要求学生掌握某门学科完备的知识体系。课程体系将临床医学专业学位应开设的课程划分为若干个相对独立的模块，所有模块按照一定的形式组合成一个系统。课程体系由两个方面、三个平台构成。两个方面指研究生课程及研究生讲座；三个平台指学校平台（英语、政治、医学统计学及四门临床医学专业基础课、学校组织的研究生讲座）、院系平台（专业课、专业英语、院系讲座）、导师平台（导师组织的学术沙龙或读书会）构成。

4. 探索新型导师组制度

临床专硕培养涉及不同亚专业、科室较多，传统的单一导师制度很难保证对研究生培养的全过程指导。为保证研究生在整个轮转周期得到有效的指导，在各个科室的训练有明确的责任人，学校探索实行导师组制度，对研究生进行全过程指导。导师组由组长和若干成员构成，成员包括研究生须轮转科室的副高职称以上专家，导师组组长对研究生培养质量负主要责任。导师组组长及成员指导研究生的工作量视实际指导研究生时间而定。导师组制度有效解决了单一导师制不能适应临床专硕多科室轮转的矛盾。

5. 加强医德医风教育

学校针对部分研究生医患沟通技巧欠缺、医学人文素质不高、对待患者冷漠、职业规范不明确等问题，采取了如下措施加强研究生医德医风和职业素质教育：一是定期开展医学研究生医德医风和职业素质教育专题讲座。通过情景案例教学法、讨论式课堂、制作案例集，让学生充分融入医德医风与临床实际的体现与感受中，在与实际社会、病患的接触的真实环境中，切实感知医德医风对医务工作者的重要意义。二是探索服务—学习教学模式，提高医学研究生医德医风和职业素质水平。使研究生掌握医德医风和职业素质规范要求，通过掌握的理论知识在临床实践中进行服务，在服务过程中总结学习经验，不断提高巩固学习成果，最终形成较高的医德医风水平和固化职业素质规范。三是营造浓厚的文化氛围，通过校园文化和医院文化的熏陶、浸润，导师、医护人员平时的言传身教等对学生医德素养产生潜移默化的影响。四是深化法规教育。定期组织临床案例分析，应用医学伦理学知识，组织学生讨论医德规范在具体临床案例中的应用，为学生解读什么是医德医风、如何提高自己的医德医风水平，引导学生先学做一个合格的医生，再做一名优秀的医生。通过全方位的医德医风教育，研究生们普遍反映收获很多，在学习期间即形成了良好的职业道德规范，具备了从业所必需的法律知识、行为准则、交流协作、沟通技巧等基本素质，在正式工作后基本可以无适应期直接进入工作状态。

五、重庆医科大学加强临床医学硕士专业学位研究生临床能力培养的主要成效

学校自2009年开始全面探索临床专硕临床能力培养改革以来，克服多方面的阻力，坚定不移地推动改革，六年来，改革取得了丰硕的成果，基本实现了预期目标。主要成效有以下五个方面：

1. 切实提高了临床医学硕士专业学位研究生整体培养质量

六年来，学校共计招收的2 863名临床专硕均纳入了住院医师规范化培训体系。不少优秀学生已成为各临床学院不可或缺的新生力量，实现了培养"真正会看病的医生"的最终目标，毕业生就业率长期保证在100%，据就业单位反馈，学校培养的临床专硕参加工作后立即能用，对临床工作非常熟悉，受到了同事及患者的高度认可。临床专硕毕业生完成学业，奔赴国内各医疗单位，为重庆市乃至整个中西部地区培养了大批高层次应用型医学人才，推动了中西部地区卫生事业发展，产生了显著的经济社会效益。

2. 在临床专硕临床能力培养改革领域发挥了示范、引领和带动作用

2013年12月，学校承办了全国临床医学硕士专业学位研究生培养模式改革研讨会，教育部、卫计委等主管部门领导及四百余名培养单位负责人参会，极大促进了我国临床专硕培养改革与发展，为推动西部地区乃至全国临床专硕培养模式改革发挥了巨大的引领带动作用。学校总结出了一套成熟的改革经验，受到了教育部、国家卫计委的重视，为全面推行临床医学"5+3"人才培养模式改革提供了坚实的基础。

3. 改革经验得到广泛认可

目前学校已完成教育部创新计划项目子项目《医学专业学位研究生质量保障体系的构建与实践》等 10 余项研究报告，发表学术论文 30 余篇。刊登在《学位与研究生教育》的文章《临床医学硕士专业学位研究生质量保障体系的构建与实践》获得了《学位与研究生教育》优秀论文二等奖，同时也是医科领域唯一获奖论文。《改革体制机制，提高临床医学硕士专业学位研究生培养质量》一文在由全国医学专业学位教育指导委员会组织的"2011 年全国临床医学及护理专业学位工作专题研讨会"上获得优秀论文三等奖，是单科类院校唯一获奖论文。《构建临床医学专业学位硕士研究生临床能力考核指标体系的难点及对策研究》一文在由中国学位与研究生教育学会医药科工作委员会组织的"2014 年全国第十届医药学位与研究生教育学术年会"上获得优秀论文三等奖。

4. 扩大了社会影响力

实行改革以来，学校临床专硕的招生人数呈快速增长趋势，六年来共计招收的 2 863 名临床专硕全部纳入住院医师规范化培训体系。学校金先庆教授、谢鹏教授分别于 1998 年、2010 年被聘为全国医学专业学位研究生教育指导委员会委员，谢鹏教授、黄爱龙教授、王智彪教授被聘为国务院学位委员会学科评议组专家。学校协助制定重庆市全科医师及住院医师规范化培训政策、基地建设、培养及考核体系、师资培训。

重庆医科大学结合多年临床专硕教育工作实践，突出自身特色，充分发挥办学优势，着力破解临床专硕临床能力培养质量不高的难题，通过一系列改革，取得了较为理想的成效，积累了丰富的经验，在临床医学"5+3"人才培养模式改革领域取得了一些经验，希望通过深入改革，起到抛砖引玉的作用，吸引更多兄弟单位关注临床医学专业学位教育，切实提高我国医学高等教育质量，在此基础上探索临床医学博士专业学位研究生教育"5+3+X"新型培养模式，早日实现我国医学教育与国际接轨新局面。

参考文献

[1] 吴镇柔,陆叔云,汪太辅.中华人民共和国研究生教育与学位制度史[M].北京:北京理工大学出版社,2001.

[2] 陈地龙,谢鹏,汪玲,等.临床医学专业学位研究生培养质量保障体系的构建与实践[J].学位与研究生教育,2011(7):73-75.

[3] 梁金葵,祁文,姜建萍,等.临床医学硕士专业学位研究生临床能力的培养现状分析及对策[J].中华医学教育探索杂志,2012,11(4):341-344.

[4] 胡伟力,陈地龙,陈怡婷,等.临床医学专业学位研究生教育与住院医师规范化培训"双轨合一"的难点及对策研究[J].学位与研究生教育,2013(2):41-45.

基于"5+3+X"改革的临床医学博士专业学位教育与专科医师规范化培训并轨培养探索

随着我国经济社会与现代科学技术的高速发展，作为高等教育最高层次的研究生教育也在不断进行自身的改革与调整，大力发展适应社会特定职业领域需求、具有较强的专业能力和职业素养的专业学位研究生教育成为学位与研究生教育改革的重要方向。教育部、国务院学位委员会联合印发的《学位与研究生教育发展"十三五"规划》分析了我国学位与研究生教育面临的机遇与挑战，指出把服务需求、提高质量作为学位与研究生教育发展的主线，提出要稳步发展博士研究生教育，加强专业学位研究生实践能力培养，专业学位研究生教育面临前所未有的发展机遇。临床医学博士专业学位教育因其服务对象的特殊性、培养周期的长期性、培养过程的复杂性，如何在总结临床医学硕士专业学位培养模式改革成功经验的基础上，创新临床医学博士专业学位培养模式，使之与医疗卫生领域试点的专科医师规范化培训衔接，既是临床医学博士专业学位教育面临的巨大挑战，从长远来看，也是发展过程中的重大机遇，是临床医学博士专业学位教育贯彻落实《学位与研究生教育"十三五"规划》精神的着力点。

一、临床医学博士专业学位教育与专科医师规范化培训并轨培养改革背景

我国自1998年开始探索建立临床医学专业学位教育以来，尤其是2009年大力发展专业学位研究生教育之后，临床医学专业学位研究生教育发展迅速，各试点单位结合本地区、本单位实际情况，改革专业学位培养模式，培养了一大批高层次应用型医学人才，切实解决了医学研究生临床实践能

力培养问题。当前国家层面已经建立了成熟的临床医学硕士专业学位教育与住院医师规范化培训相结合的培养模式，实现了临床医学硕士专业学位教育改革预期目标[1]。2014年6月，教育部、国家卫计委等六部委联合颁发《关于医教协同深化临床医学人才培养改革的意见》文件，在全国范围推广实施临床医学硕士专业学位并轨培养模式，在此基础上，提出探索临床医学博士专业学位人才培养模式改革，推进与专科医师规范化培训有机结合。在具备条件的地区和高等医学院校组织开展"5+3+X"临床医学人才培养模式改革试点（X为专科医师规范化培训或临床医学博士专业学位研究生教育所需年限）。临床医学博士专业学位教育改革是医学人才培养改革的重要组成部分，是"5+3+X"一贯化人才培训体系的终端，属于医学教育的最高层次，是培养高层次临床医学人才，有效对接高等医学院校教育、毕业后教育、继续教育和职业资格教育的重要举措。"5+3+X"并轨培养改革对于推动我国专科医师规范化培训制度建设，更加紧密完善高层次医学教育与行业资格认证，切实提高临床医学博士专业学位研究生的临床实践能力具有重大意义。

二、"5+3+X"并轨培养改革的必要性

1. 我国临床医学博士专业学位教育服务社会需求能力不足

我国开展专业学位研究生教育时间较短且规模相对较小，与发达国家相比我国专业学位研究生面临很多问题，尤其是临床医学博士专业学位教育因其自身的特殊性，现行的培养模式达不到社会各界对临床医学博士专业学位研究生的期望与需求，"医学博士不会看病"的现象较为突出。长期以来，我国缺乏在读博士生参与专科医师规范化培训的相关制度，博士生长期以科研为主，缺乏临床操作技能训练，毕业后分配到医院很难适应精细化的临床工作，临床能力水平和实践技能的养成在相当程度上取决于工作医院的医疗水平，与其在培养单位受到的训练关系不大，严重影响了高层次医疗队伍的整体素质[2]。作为博士研究生教育重要组成部分的在职医师申请临床医学博士专业学位人员面临同样的问题，在职人员管理松散，临床轮转安排、临床能力考核等缺乏规范统一的标准，学位授予质量难以保

障，培养单位对提高其临床实践能力的实际帮助有限。因此，提高临床医学博士专业学位研究生临床实践能力，改革现行培养模式，加快与专科医师规范化培训有机衔接，成为临床医学博士专业学位教育改革的迫切要求。

2. 我国探索建立专科医师规范化培训制度

专科医师规范化培训是我国毕业后医学教育的重要组成部分，是我国高等医学教育与国际接轨的重要举措。专科医师培养和准入制度作为国际医学界公认的医学生毕业后教育制度，在国内越来越受到重视，它的建立对选拔和培养医疗服务市场需要的医师，提高广大医师业务素质、职业道德水平和市场竞争力，促进医疗行业管理体制改革和规范医疗市场秩序，以及推动我国医师管理制度适应国际化发展的趋势，都具有深远的意义。

从医学终身教育体系看，住院医师规范化培训属于毕业后医学教育范畴，是学校医学教育—毕业后医学教育—继续医学教育的重要组成部分。医学生由医学院校毕业获得医学学位后，经过3年的住院医师规范化培训，达到培训要求后，可以申请进行专科医师规范化培训，因此，住院医师规范化培训是专科医师规范化培训的基础和前提。专科医师规范化培训是毕业后医学教育的重要组成部分，是在住院医师规范化培训基础上，继续培养能够独立、规范地从事疾病专科诊疗工作临床医师的必经途径，在国际医学界有广泛共识和长期实践。由于不同的亚专科医师执业难易程度的不同，使得各亚专科在培训内容、培训要求和培训标准上有所不同，导致培训时间不一致，称之为"X"年，一般为2至4年[3]。2015年12月，国家卫计委出台《关于开展专科医师规范化培训制度试点的指导意见》文件，我国部分地区和医院也进行了有益的探索。当前，住院医师规范化培训制度已在全国实施，抓紧构建与之紧密衔接的专科医师规范化培训制度，是深化医药卫生体制改革的重要举措，对于医教协同完善我国医师培养体系、整体提升临床医疗水平和质量、满足人民群众日益增长的医疗需求、打造健康中国具有重大意义。

3. 并轨培养是深化与完善临床医学人才培养模式改革的必然选择

《关于开展专科医师规范化培训制度试点的指导意见》明确指出，开展专科医师规范化培训制度试点规定的培训对象包含医学博士专业学位（指临床医学、口腔医学、中医）研究生，这为临床医学博士专业学位研究生纳入专科医师规范化培训提供了政策支持。该指导意见还指出专科医师规范化培训应与住院医师规范化培训紧密衔接，逐步形成一体化的培训体系。要推进专科医师规范化培训与医学博士专业学位研究生教育有机衔接，研究生在读期间的临床培训须严格按照专科医师规范化培训标准实施，并符合相关工作要求。完成专科医师规范化培训并通过结业考核者，在符合国家学位授予要求前提下，可申请授予相应的医学博士专业学位。当前，我国临床医学硕士专业学位研究生教育与住院医师规范化培训并轨培训的"5+3"培养模式改革取得了显著成绩，为其他领域专业学位研究生教育与行业资格认证对接提供了成功经验，发挥了示范带动作用。随着我国住院医师规范化培训制度的全面实施，临床医学博士专业学位教育与专科医师规范化培训有机对接，是在总结临床医学硕士专业学位研究生教育与住院医师规范化培训并轨培养成功经验的基础上，加强医教协同、完善我国医师培养体系的重大举措。

4. 并轨培养是解决临床医学博士专业学位教育及专科医师规范化培训现存问题的有效途径

临床医学博士专业学位教育与专科医师规范化培训都是我国高层次医疗卫生人才培养工作的重要组成部分，两者虽然在诸多方面具有一致性，但仍面临很多阻碍，二者有机对接的突出问题是临床医学博士专业学位教育与专科医师规范化培训的临床能力训练方案及考核内容不尽相同、互不认可。如何妥善处理好临床医学博士专业学位教育与专科医师规范化培训的关系，是医学研究生教育面临的一个重大难题。临床医学博士专业学位教育是以培养真正"能看病的医生"为目标，专科医师规范化培训是培养高素质的合格临床专科医师的重要途径，如果二者能够有机结合，将会实现临床医学博士专业学位教育与专科医师规范化培训这两种不同类型人才培养模式的双赢效果。临床医学博士专业学位研究生培养单位应遵循高层次临床医师成长规律，以培养临床实践能力为重点，探索将临床医学博士专业学位教育和专科医师规范化培训并轨培养的"5+3+X"人才培养模式。

三、"5+3+X"并轨培养改革面临的挑战

1. 缺乏国家层面的基于"5+3+X"改革的专科医师规范化培训制度

目前我国已建立起以"3+2"模式为主的住院医师规范化培训制度，包含为期3年的第一阶段培训（以临床二级学科为主）和为期2年的第二阶段培训（以临床三级学科为主），即3年普通专科培训加2年亚专科培训，第二阶段的培训在形式上和国际上较为普遍的专科医师规范化培训相似。从实践情况来看，现行的住院医师规范化培训包含了专科医师规范化培训的内涵，二者易混淆不清，亚专科培训未能综合考虑各专科特点，采取了一刀切的两年培训模式，虽便于管理但不符合医学专科培训规律，更未能与"5+3+X"改革相适应。从专科医师规范化培训层面来看，尽管国家出台了指导意见，但未能制定相应的细则和标准，各地专科培训尚处于探索试点阶段，多数地区仍然沿用"3+2"培训模式，甚至同一地区不同的培训基地在培训时间认定上也不一致。

目前我国专科医师规范化培训并非强制性要求，按指导意见，专科医师规范化培训在去专科工作前后均可。专科医师规范化培训合作者在申请个体行医时有优先权，在竞聘临床医学专业高级职称上可作为优先条件，但参加专科医师规范化培训的医师在待遇方面难以与同科室的医师同工同酬，导致医师参加专科培训动力不足。此外，我国目前的规范化培训存在未能统筹各区域发展的问题，因各地区培训基地软硬件水平不一，对培训要求不同，难以做到培训结果全国通认[4]。

2. 政府对专科培训阶段资金投入不够

国家全面推行住院医师规范化培训以来，对参加培训的人员给予3万元/年的国家财政资助，大幅提高了住院医师的待遇，为住院医师规范化培训提供了资金保障，切实推动了住院医师规范化培训制度的完善落实。然而对于"5+3+X"改革后面X年的亚专科培训，国家目前并没有完善的经费支持，主要依靠培训基地投入，难以保障培训学员的待遇，直接导致学员的积极性和认同感不足。不少医学生难以承受长期的学习与培训，且收入水平与预期相距较大，在主观上导致"5+3+X"模式难以顺利推行。在

基地建设方面，专科医师规范化培训对基地条件的要求也较住院医师规范化培训高，尤其是专科临床技能培训平台建设需要投入大量经费，在缺乏国家财政支撑的情况下，部分基地即便有心开展专科医师规范化培训，也可能会面临资金、技术条件等不够的困境。因此，充足的经费保障是加强基地平台建设的前提，是推动"5+3+X"模式改革的基础[5]。

3. 高校开展"5+3+X"培养模式改革招生计划不足

1997年4月，国务院学位委员会第十五次会议审核通过了《临床医学专业学位试行办法》，设置临床医学专业学位，把临床医学专业学位分为临床医学硕士专业学位和临床医学博士专业学位。2009年以来，专业学位研究生教育得到迅速发展，但国家在编制专业学位研究生招生指标时，主要通过将从前的学术学位研究生指标存量调整为专业学位指标来实现，并未给临床医学专业学位研究生招生专门编制增量。因各招生单位的硕士研究生招生规模普遍保持了一定程度的增长，加之国家层面已建立起了完善的临床医学硕士专业学位研究生培养模式，各单位采取多种措施克服了这一弊端。但国家对博士招生计划控制相当严格，且并未建立起规范成熟的临床医学博士专业学位培养模式，高校试行"5+3+X"改革面临诸多取舍，使用仅有的博士招生指标安排招收临床医学博士专业学位进行改革，会影响高校学科建设和发展。且当前的"5+3"临床医学硕士专业学位培养是本科阶段招收时单列的指标，如"5+3+X"模式中的"X"阶段博士专业学位仍需由培养单位自行安排指标，将极大地降低培养单位改革积极性。

4. 基地建设滞后不能满足专科培训需求

"5+3+X"改革的专科培训阶段对基地要求较高，须在具有临床医学博士专业学位授予权的大学直属附属医院开展，且应是国家级住院医师和专科医师培训基地，才能保障专科培训质量，也才能按国家要求授予临床医学博士专业学位证书和专科医师培训合格证书。当前国内具有临床医学博士专业学位授予权的高校数量不多，符合标准的基地更少，这一状况将导致"5+3+X"改革只能在局部试点开展，暂时不具备全国范围推广的条件。现有的住院医师规范化培训基地也面临教学质量和培训水平参差不齐的问题。一些地方基地师资队伍水平不高，临床带教教师的教学能力不足，培训不规范、要求不严格，难以真正保障培训质量。专科医师培训对师资水平的要求更高，一方面要求临床带教教师具备丰富的临床实践教学经验，另一方面还对临床带教教师的科研水平有较高要求，而我国暂未建立起成熟的专科医师与临床医学博士专业学位并轨培养制度，对临床师资队伍建设普遍缺乏经验。

5. 培养质量保障体系不完善

临床能力训练是专科医师规范化培训和临床医学博士专业学位教育的核心内容，临床能力培养质量是事关改革成本的关键，也是与临床医学博士学术学位研究生培养的主要区别。培养质量保障体系的构建是实现专科培训和临床医学博士专业学位培养目标的重要抓手，是培养工作的生命线。建立规范合理的临床能力培养质量保障体系并在实践过程中进行修正完善是做好"5+3+X"改革的难点，目前国内尚无统一规范的专科医师规范化培训和临床医学博士专业学位培养目标、培养模式、毕业/授位要求，这对构建"X"阶段并轨培养质量保障体系带来了巨大障碍。并轨培养模式质量保障体系是一项系统工程，需要统筹兼顾两类人才培养体系，具有相当的难度。对临床医学博士专业学位培养质量进行评价应当紧密结合临床实践，准确反应出学生的临床实践水平，目前临床医学博士专业学位研究生考评主要参考卫计委有关临床能力考核的相关要求和内容，未能以临床医学博士专业学位人才培养目标为基本出发点，严格制定相应的考评体系，不少导师及管理人员对临床医学博士专业学位研究生培养目标不完全清楚，难以准确评价临床培养质量，不利于并轨培养改革取得预期效果。

四、临床医学博士专业学位教育与专科医师规范化培训并轨培养的思考

1. 单列招生计划、完善财政投入

国家层面要有效推动"5+3+X"在更大范围内的改革实践，将专科医师规范化培训与临床医学博士专业学位教育进行无缝对接，应考虑实行博

士生招生计划分类管理，临床医学博士专业学位招生计划应当在培养单位现有总计划存量的基础上，根据实际情况单独划拨增量指标，以适应社会对高层次临床医师的需求，适应"5+3+X"人才培养改革的要求。单列招生指标既有必要性，也有可行性：首先，目前"5+3+X"改革体系中的"5+3"招生计划即是在本科招生时单列，在进入硕士学习阶段并未占用招生指标存量，而是直接按实际转入人数进行培养。其次，发达国家也有分类管理博士学位的经验，如美国在统计博士学位人数时，并不包含医学博士（MD）。再者，如上海市的"5+3"改革更是由上海市单列硕士专业学位招生计划，并由上海市财政专项划拨培养经费。因此，临床医学博士专业学位教育与专科医师规范化培训的并轨培养改革中，完全可以参考现行"5+3"培养模式单列指标的做法[6]。

经费支持是并轨培养改革非常关键的政策保障，是改革顺利开展和保障培养质量的基础。经费主要有两方面用途：一方面用于专科医师规范化培训基地建设，保障基地人才培养能力；另一方面是用于提高受训学员（博士生）的待遇，充分调动学员（博士生）积极性，吸引更多的医师（研究生）参与到并轨培养中来。参考发达国家实行专科医师规范化培训的经验，培训经费一般由政府承担，目前我国在医学人才培训体系方面借鉴了发达国家的经验，相应地，在经费投入方面也应该及时跟进，如果完全由培训基地出资解决学员待遇和基地建设问题，将会导致培训规模越大则投入越多、培养质量越高则投入越多，最终会难以为继，影响各地推动并轨培养改革的积极性。因此，实行专科医师规范化培训与临床医学博士专业学位教育相结合，需要国家层面在综合考虑经济实力的基础上，切实拿出经费投入方案。

2. 加强培训基地建设

改革临床医学博士专业学位研究生培养模式，使其与专科医师规范化培训有机对接，需要将临床医学博士专业学位研究生教育与经济社会发展趋势紧密结合，与医学特定职业领域人才需求紧密结合，与执业资格认证体系紧密结合。首先要有一大批具备资质的专科医师规范化培训基地，能够将学校教育的理论知识转化为临床实践能力，基地的硬件和软件条件都应及时提升，以实现这一培养目标。其次，培养单位要充分依托雄厚的毕业后临床教学优势，结合已成熟的住院医师规范化培训实践经验，以培养高层次应用型医师为目标，落实以人为本的教育理念，以提高学员（博士生）的临床实践能力为核心，遵循高层次医学人才成长规律，积极探索建立健全专科医师培训制度。此外，在重视硬件建设的同时，要同步提升"软实力"，以"5+3+X"改革为契机，狠抓管理制度、师资队伍、学科水平等内涵建设，尤其要花大力气建设一支满足并轨培养需求的高水平师资队伍[7]。

3. 探索实施并轨培养方案

"5+3+X"改革中"X"阶段的医学人才培养既包含了临床医学博士专业学位教育，又对接了专科医师规范化培训，是一项有机衔接两类不同人才培养体系的系统工程。并轨培养模式的构建涉及两类人才培养体系的不同方面，二者在培养目标、招录（招生）条件、入学方式、师资队伍、培训（培养）过程、考核体系、毕业/授位标准等方面都有差别。在对比分析差异的同时，我们发现二者的差别并非不可弥合：二者都以培养高层次应用型医学人才为宗旨，培养层次较高，培训（培养）的核心内容都是临床实践能力，在培养周期上也可以融合，完全具备并轨培养的条件。因此，如何有效缩小二者差异，探索出结合点，满足两类培养模式的需求，制定出一套全过程的系统培养方案，是解决并轨培养难题的关键。

第一，应统一培养目标，明确两类人才培养体系的目标，即都是培养高层次应用型医学人才，二者目标一致，为并轨培养改革打下了坚实基础。

第二，要构建"两套体系"，一是课程体系，课程体系应能满足临床医学博士专业学位教育的需求，也能满足专科医师规范化培训的需求，在课程内容、课程安排等方面要做到二者兼顾；二是临床轮转体系，培养单位在制定临床医学博士专业学位研究生临床轮转方案时应充分考虑专科医师规范化培训临床轮转要求，确保轮转周期、轮转科室等方面与专科医师规范化培训相适应。

第三，应实施"三项结合"，一是完善临床医学博士专业学位研究生招生条件，规范专科医师规范化培训招录条件，使二者招生（招录）条件一致；二是改革临床医学博士专业学位研究生培养方案，使之与专科医师规范化培训方案相结合；三是修订临床医学博士专业学位授位标准，与专科医师资格认证标准相结合。

第四，在上述基础上实现"三证关联"，即学员（博士生）达到培养目标后，同时发放临床医学博士专业学位毕业证书、学位证书和专科医师规范化培训合格证书[8]。

4. 建立临床能力考评体系，保障培养质量

质量是学位与研究生教育工作的生命线。培养质量保障体系是一项宏大的系统工程，涉及面相当广，需要随着并轨培养方案的不断成熟而逐步完善。就近期而言，临床能力评价体系是保障培养质量的关键环节，是能够在短期内建设完善的。首先，临床能力考核体系要紧密结合培养目标，临床医学博士专业学位研究生培养主要是在各临床学院进行临床能力训练，主要培养学生能够独立处理本专科常见疾病以及一些疑难病症的能力，要求毕业生能够达到住院医师规范化培训第二阶段（即专科医师规范化培训阶段）水平。考核体系的目标是准确检验学生是否达到培养目标的要求，因此考核体系要紧密围绕培养目标进行设计。在适应培养目标的基础上，考核体系要系统化、可量化、标准化，才能对临床医学博士专业学位研究生进行科学、公正、合理的评价。其次，考核评价方式应该能够定量评价，才能有效降低主观因素的干扰，才能形成标准化的评价体系。此外，考核体系应具有专业性，能够逐一对应临床医学专业学位下设的各个亚专科领域，并结合数据处理技术，切实构建起专业性、可操作性的考核体系[9]。

5. 完善保障措施

在"5+3+X"改革中的"X"阶段，培养对象打破了传统的"就业—专科医师"或"在读—临床医学博士专业学位研究生"单一的身份模式，同时具备了"专科医师"和"临床医学博士专业学位研究生"的双重身份。并轨培养模式的出现必然需要配套政策的跟进，才能保障培养对象的合法权益。在培养协议方面，培养基地与培养对象签订培养协议，在培养期间应计算工龄，培养时间即为协议有效期，培养结束后协议终止。在薪酬待遇方面应按照培养基地同类人员的水平发放工资、奖金和福利，依法纳入

医疗、社保等。教育和卫生主管部门应给予政策支持，推动"5+3+X"改革深入实践，培养单位应制定政策导向，引导医师（博士生）参加并轨培养，并不断创新管理体制，完善纳入并轨培养研究生的资助体系，加强导师队伍建设，保障并轨培养质量。

"5+3+X"医学人才一体化培养改革是我国医教协同深化临床医学人才培养改革的重要组成部分，是《"健康中国 2030"规划纲要》的重要举措。在各地区、各培养单位的探索实践下，"5+3"人才培养改革已经取得了显著成效，已经成为培养高层次应用型医学人才的主要途径，在此基础上，国家试点专科医师规范化培训，提出探索实施临床医学博士专业学位教育与专科医师规范化培训并轨培养的指导意见，符合高层次医学人才成长规律，对推动临床医学人才培养改革具有重大意义。当前临床医学博士专业学位教育与专科医师规范化培训并轨培养既有可咨借鉴的成熟经验，也面临一系列新的难题，需要在国家政策的支持下，各培养单位勇于改革、大胆实践，开拓出我国高层次应用型医学人才培养的新局面。

五、构建"5+3+X"医学高层次人才培养模式的主要特色

1. 创造性实现临床医学博士专业学位教育与专科医师规范化培训并轨培养

通过对临床医学博士专业学位教育及专科医师规范化培训的实施情况进行广泛调研，深入研究教育、医疗等相关行业政策，对现行临床医学博士专业学位培养模式进行深入改革，使之有效对接专科医师规范化培训，实现两类不同人才培养体系的有机结合。

2. 率先构建"5+3+X"医学高层次人才培养模式

通过推动临床医学博士专业学位研究生招生和专科医师规范化培训人员招录相结合，培养与培训过程相结合，授位标准与行业标准相结合，解决了临床医学博士专业学位研究生在读期间不易获得专科医师规范化培训合格证书的难题，构建起"5+3+X"医学高层次人才创新培养模式。

3. 创建两大体系，有效涵盖临床医学博士专业学位教育与专科医师规范化培训要求

为切实保障临床医学博士专业学位研究生培养质量，提高临床实践能力，实现临床医学博士专业学位研究生教育与专科医师规范化培训有机对接，构建"模块化"课程体系和"标准化"临床能力考核体系。两套体系相辅相成、有机结合，既能满足临床医学博士专业学位教育需求，又能实现专科医师规范化培训目标。

4. 加强对临床实践能力的评估力度，制定量化考核指标体系

培养单位要结合本单位临床医学博士专业学位培养目标和方案，参照国内外博士培养单位的考核体系，合理制定考核项目、考核内容及考核要求，形成系统量化的考核指标体系。每一评价指标均要规定合理的分数、权重及具体的评价标准，至少应包含医德医风、医学人文涵养、临床诊疗、临床分析、临床操作、临床思维等基本内容。

5. 将在职医师申请临床医学博士专业学位人员纳入"5+3+X"培养模式

针对目前在职医师申请临床医学博士专业学位人员管理较松散、培养质量不够高等突出问题，培养单位应加强对在职申请学位人员的管理，将培养过程、培养要求与全日制博士生保持一致，将其全部纳入"5+3+X"培养模式，既保证了学位授位质量，又解决了在职医师申请临床医学博士专业学位人员参加专科医师规范化培训的难题，将极大增加学校在职申请学位教育的吸引力和影响力。

参考文献

[1] 胡伟力. 基于"5+3"改革加强临床医学硕士专业学位研究生临床能力培养的难点及对策研究[J]. 学位与研究生教育，2016（8）：29-33.

[2] 贾晓军，周华东. 培养优秀临床医学博士研究生新思路的探索[J]. 重庆医学，2008（4）：738-739.

[3] 任国胜. 专科医师培训工程是 21 世纪医学人才的成长平台[J]. 医学教

育探索，2009（2）：128-129.

[4] 韩礼健. 我国"5+3+X"模式下专科医师规范化培训面临的挑战[J]. 继续医学教育，2016（4）：19-21.

[5] 常春康，宋陆茜. 专科医师规范化培训的难点及对策初探[J]. 卫生职业教育，2014（19）：137-138.

[6] 汪玲. 教改医改互动推动临床医学专业学位教育模式改革[J]. 学位与研究生教育，2013（11）：19-22.

[7] 单炯，范亚可，孙锟. 提升专科医师培训基地内在质量的思考与实践[J]. 西北医学教育，2009（10）：863-864.

[8] 胡伟力，陈地龙，陈怡婷. 临床医学专业学位研究生教育与住院医师规范化培训"双轨合一"的难点及对策研究[J]. 学位与研究生教育，2013（2）：41-45.

[9] 胡伟力，陈怡婷，陈地龙. 临床医学专业学位硕士研究生临床能力考核的难点及对策研究[J]. 重庆医学，2015（9）：3733-3735.

第三编

研究生考试招生制度改革

硕士研究生初试自命题工作的深层困境及对策

全国硕士研究生招生考试是国家选拔培养高层次专门人才的重要途径，既承担着为党育人、为国育才的初心使命，也肩负着满足人民群众接受更高层次、更优质教育需求的社会重任。1977年11月，教育部与中国科学院联合发布了《关于一九七七年招收研究生具体办法的通知》，决定于1978年1月正式开始研究生招生工作，中断12年之久的研究生教育重新恢复，为我国学位制度的建立与研究生教育现代化奠定了坚实基础[1]。自1978年开始恢复研究生招生以来，我国研究生招生考试制度历经多次调整和改革，初步形成了分类考试、综合评价、多元录取、严格监管的研究生招生考试制度体系，基本适应了我国学位与研究生教育事业的快速发展，选拔培养了一大批高素质专门人才。招生单位自命题工作是全国硕士研究生招生考试的重要组成部分，是发挥招生单位招生自主权、体现办学特色、提高人才选拔质量的重要机制。然而，在研究生招生工作实践中，招生单位自命题事故时有出现，自命题工作制度和管理体系亟待进一步完善，一定程度上影响了国家教育考试的公信力和人才选拔的科学性。在当前深化教育领域改革、依法治教、加快推进国家教育治理体系和治理能力现代化的宏观背景下，继续深化我国硕士研究生招生考试制度改革，优化初试科目和内容，全面提升自命题规范管理水平势在必行。

一、当前我国硕士研究生招生考试初试自命题工作现状

我国硕士研究生招生考试制度已历经多次重大改革，总体来看，初试自命题改革的主要基调是加强对基础知识和能力的考查，确保"公开、公平、公正"原则落实到工作实践中，推动招生单位自命题工作更加"安全、

科学、规范"。目前，我国硕士研究生招生考试主要分为四种类型：统一考试、推荐免试、单独考试、联合考试。统一考试涉及人数多、政策性强、影响面广、社会关注度高、工作程序复杂，是硕士研究生招生考试制度改革的重点与难点。统一考试分为初试和复试两个阶段，初试阶段考查方式主要是笔试，笔试主要分为全国统一命题科目（即统考科目）和招生单位自命题科目。这一区别导致了初试试题管理的"二元分化"：统考科目由国家公布考试大纲、国家组织命题、统一阅卷，试卷在启用前属于国家绝密级事项；而招生单位自命题科目工作环节中，包括公布大纲、组织命题、制卷、寄送、阅卷、录入成绩等，均由招生单位独立完成，试卷在启用前属于国家机密级事项。

截至2019年底，自命题科目由全国852所具有研究生招生资格的高校及科研机构自主组织管理，自主组织自命题工作的单位数量庞大，水平难免参差不齐，在试题质量与管理规范性等方面与统考科目存在一定差距。此外，从法理学角度来分析，因密级划分不同而采取的保密措施也有所差异，导致了自命题工作的保密管理、质量水平、考试安全效果不如统考试题。2013年，统考科目改革和全面启用标准化考场后，统考科目招生考试效果良好，有效降低了失泄密风险。目前来看，硕士研究生招生考试的主要风险点集中体现在初试自命题工作中，2019年全国硕士研究生招生考试期间，连续发生自命题试题错装错印、命题错误、考前泄露等事件，深刻反映出自命题工作中仍面临着一定风险隐患。

二、我国硕士研究生招生考试初试自命题工作面临的突出风险

1. 保密任务艰巨，失密泄密风险突出

自命题工作专业性极强，招生单位很难依靠某一部门全部集中完成。因此，招生单位一般委托其二级学院负责相关学科的命题工作，在工作实践中造成自命题工作的组织管理层级进一步下沉。二级学院在接到命题工作任务后，负责组织相关教师组成命题小组进行命题。自命题工作进行到这一阶段，确保命题质量、防范失泄密风险的关键便是落实到人，即为数

众多的相关命题人员。显然，这对于命题人员的业务素质和政治素质均提出了更高要求。从招生单位角度而言，自命题安全保密工作涉及层级多、参与人员众、管控难度大，任何一个环节出现主观上的"寻租"或客观上的"失误"，都将导致自命题工作出现问题，甚至是较为严重的责任事故。

2. 工作流程复杂，误差操作风险突出

对于招生规模较大的招生单位来说，需要收集整理上百种自命题试题及其评卷参考，按不同科目报考人数进行印制，并制作自命题小信封，再将试题逐一装入小信封并密封，按报名考试点（以下简称考点）进行整理后包装寄送。一般而言，印制试题和封装试题的工作人员无法查看试题，主要依靠小信封上所作标识来区分试题和评卷参考，具有一定的误操作概率。同时，对于考点而言，统考科目试题和自命题从试题包装到大小规格等方面差异较大，且不同招生单位设计的自命题信封也形态各异，进一步给考点的试题整理工作增加了难度。加之自命题工作流程复杂，在招生单位和考点两类考试职能部门之间来回切换穿插，任何一个环节设计不合理或执行不规范，都可能导致误差操作，造成不利后果。

3. 使用范围广泛，错寄漏寄风险突出

当前，全国硕士研究生招生考试初试中自命题所占比重较大，多数而言，是继统考科目思想政治理论和外国语之后，开始自命题考试。自命题使用范围过于宽泛，导致工程量浩大繁重，整理、寄送流程复杂，出错或疏漏环节增多。截至2019年底，全国共有748个考点，初试前，招生单位须将自命题印制并密封包装好后，按报考人数分别寄送至涉及的不同考点。初试结束后，考点又须按不同招生单位整理自命题并寄回。部分高校自命题科目种类达百余种，试卷数量高达数万份，涉及考点数百个，需要消耗大量人力物力资源，造成了初试前后自命题试卷和答卷"满天飞"现象，导致错寄、漏寄风险增大，不利于自命题安全保密。

4. 考查内容重复，资源浪费风险突出

目前，初试阶段为体现招生单位自主权和满足个性化人才选拔需求，主要在第三单元、第四单元进行大范围自命题科目考查。在复试阶段，部分招生单位仍需组织专业笔试，目的仍然是围绕符合招生单位实际需求的个性化人才选拔内容进行考查。倘若复试阶段的笔试考查范围和内容设计不合理，与初试阶段的自命题区别不大，就可能出现初试阶段的自命题与复试阶段的专业笔试职能重复、内容重叠的情况，导致教育资源浪费。

三、我国硕士研究生招生考试初试自命题改革应统筹协调三类关系

1. 合法性与合理性

在讨论硕士研究生招生考试初试自命题工作改革之前，首先应考虑的是在初试阶段设置自命题科目是否合理的问题。上升到制度改革层面，便是是否具有合法性的问题[2]。《高等教育法》明确规定："高等学校应当面向社会，依法自主办学，实行民主管理。"目前国家层面安排在初试阶段组织自命题，最主要的依据就是这一法条。因此，初试阶段设置自命题科目是有法律依据的，具备合法性。此外，高校在初试阶段组织自命题，体现了推进教育管办评分离的基本要求。《教育部关于深入推进教育管办评分离促进政府职能转变的若干意见》（教政发〔2015〕5号）明确提出："进一步扩大高校在考试招生、教育教学、科学研究、教职工队伍管理、经费资产使用管理、国际交流合作等方面的自主权。"从合理性来看，初试阶段组织自命题，也符合我国研究生教育发展和人才选拔的实际需求。我国研究生教育的区域性不平衡问题依然比较突出，不同地区、不同招生单位存在明显的个体差异，在初试阶段设置自命题科目，能够体现高校办学自主权，削弱个体差异带来的不利影响。因此，从目前的现实条件来分析，初试阶段组织自命题兼具合法性与合理性。

2. 科学性与公平性

从人才选拔的角度分析，目前的初试自命题工作能够体现研究生招生考试工作的科学性。不同招生单位在选拔高层次人才时确有具体实际需求，不同学科专业也有个性化的重点和要求[3]。初试阶段进行自命题考查，能够

体现招生单位办学自主权和单位特色、学科特点。但从公平性来看，在初试中大范围组织自命题，存在隐性不公平的风险。首先，自命题没有全国统一的考试大纲，必然造成各招生单位自命题在难易程度及考查范围等方面存在较大差异，在命题实践中形成了一套试题一个标准，但在复试录取阶段却又采用统一的划线标准，导致初试成绩标准的可比性较差。其次，招生单位自命题存在有利于本校考生的可能性。自命题由招生单位自主公布考试大纲、自主命题、自主评卷，总体来看，本校考生可能对考试内容范围更为熟悉，且一般而言本校生源是相对优质的生源群体，对本校考生总体更有利。最后，自命题科目过多，在调剂中难以有效进行区分，部分招生单位为保护第一志愿生源，在设置调剂条件时不规范运用自命题科目相同或相似的调剂政策，形成了事实上的保护壁垒，导致调剂中出现不公平现象。因此，初试阶段组织自命题，是符合高层次人才选拔科学规律的，但如何保障公平公正，是自命题工作改革亟需进一步完善的重点。

3. 自主性与规范性

硕士研究生招生考试初试阶段开展自命题工作的初衷，主要是体现高校办学自主权。因此，自主性是初试自命题工作的重要特点。但在招生工作实践中，各招生单位对自主权的运用存在认识上的偏差。自主性主要应体现在考查考生专业水平及综合素质的有效性方面，不能过于泛化，不能体现在对试题印制、试题封装、试题保管等工作程序方面。自命题工作自主权一旦泛化，将降低自命题工作的规范性。从权力关系的视角进行考察，进一步做好自命题工作需要坚持政府主导权与招生单位自主权的有机结合[4]。针对招生单位在自命题工作中可能存在的失范行为，一方面，教育部、省级主管部门应对自命题工作做出统一、明确、严密的规定；另一方面，招生单位要更加严格执行上级规定，加强自身的自律性和规范性建设。当前，有少数招生单位过分突出自命题工作的自主权，在工作程序等方面达不到教育部和省级主管部门工作要求，甚至与上级文件规定、指导性规范相悖。初试自命题工作改革，在保障招生单位自主权的同时，更应明确自主权的适用范围和边界条件，进一步加强自命题工作的规范性。

四、完善我国硕士研究生招生考试初试自命题工作的对策

1. 减少自命题使用范围

目前，自命题工作的主要难点和风险点在于规模太大、失密泄密风险增加、工作流程规范性降低、教育资源投入巨大。依照当前的现实条件，大力减少自命题使用范围是解决上述困境的可行办法。减少自命题使用范围，就要相应加大统考科目试题的使用范围。当前，初试阶段试题按命题单位主要分为三类，即统考科目、联考科目、自命题科目（见表 3-1）。按初试试题考试大纲（或考试指导性意见）编制单位划分，分为三大类六小类（见表 3-2）。

表 3-1 全国硕士研究生招生考试初试试题分类表（按命题单位分类）

科目分类	统考科目（教育部考试中心统一命题）	联考科目（专业机构命题）		自命题科目（招生单位命题）
命题机构	教育部考试中心	相关专业指导委员会	水产学科基础综合联考工作小组	招生单位
科目数量	23	1	2	约 3 万

注：数据来源于《关于做好 2020 年硕士研究生招生专业目录编制工作的通知》（教学司〔2019〕6 号）。

表 3-2 全国硕士研究生招生考试初试试题分类表（按考试大纲编制单位分类）

科目分类	教育部考试中心编制大纲科目	专业机构编制大纲科目				招生单位编制大纲科目
大纲编制单位	教育部考试中心	有关专业学位指导委员会	学位与研究生教育学会医药科工作委员会	相关专业指导委员会	水产学科基础综合联考工作小组	招生单位
科目数量	23	51	1	1	2	约 3 万

注：数据来源于《关于做好 2020 年硕士研究生招生专业目录编制工作的通知》（教学司〔2019〕6 号）。

在可选用自命题科目或统考科目的情况下，不再做可选项，统一使用统考科目，由目前"鼓励招生单位选用统考科目试卷"的规定，建议直接明确为"能够使用统考科目试卷的，必须使用统考科目试卷"。如此规定，初试阶段的试题选择就非常明确，不存在同一专业既可以用统考科目试题，也可以用自命题的问题，为后续调减自命题数量奠定良好政策基础。减少自命题使用范围，有两种方案可选用：方案一，凡目前由全国统一规定代码的自命题科目，均由国家统一命题和联合命题，不再设置为招生单位自命题。目前，根据《关于做好2020年硕士研究生招生专业目录编制工作的通知》（教学司〔2019〕6号）的规定，由全国统一规定代码的自命题科目共计69科，调整为统考科目后，统考科目增加为92科，加上联考科目3科，非自命题科目增加为95科，自命题使用范围大幅缩小。方案二：目前由教育部及相关专业机构编制考试大纲的科目，均安排由考试大纲编制单位进行统一命题。如此，统考科目总数量亦可控制在78科，大幅减少了自命题使用范围。在此基础上，统考科目还有进一步优化合并的空间。上述两种方案，统考科目数量既在国家相对可承受的范围，又能直接将自命题科目减少一半左右。此外，由大纲编制单位进行命题也更为合理，能够有效保障命题工作的规范性和科学性，切实提高命题质量。这一举措从概率上减少了自命题失密泄密风险，节约了资源，规范了命题程序，提高了工作效率，属于自命题工作改革的"量变"阶段。

2. 规范自命题科目设置

在减少自命题使用范围的基础上，国家层面还需进一步规范自命题科目设置，规范自命题科目代码、名称管理和适用专业管理，精简自命题科目数量。可采取下述方法：全部自命题科目代码及名称由教育部统一规定，实现按一级学科设置自命题科目，不再允许对科目代码及名称自行设置、自行安排。如，"1204公共管理"一级学科，第三单元自命题科目代码及名称可由国家统一规定为"351公共管理学原理"，第四单元可统一规定为"451公共管理学综合"。以此类推，按《关于做好2020年硕士研究生招生专业目录编制工作的通知》（教学司〔2019〕6号）规定的"硕士研究生入学考试初试科目设置及试题选用一览表"测算，学术学位各一级学科自命题科目将仅限第三单元及第四单元使用，其中第三单元自命题可规范为 21 科，第四单元自命题可规范为 83 科。专业学位共计 47 个类别，按上述思路改革后，第三单元均可使用统考科目（或联考科目），第四单位自命题也可缩减至 6 科。按一级学科命题，既符合国家文件要求，又符合人才选拔和培养规律。

目前，教育部相关文件也明确提出招生单位要"积极推进按一级学科命题""一般应按一级学科命题"。因此，在当前基础上更进一步，由教育部统一规定一级学科自命题科目代码及名称，既精简了自命题科目数量，又切实改变了当前自命题科目设置种类繁多、样式各异的现状，对于国家层面加强自命题管理、提升自命题命题质量、监测分析自命题适用情况等，均有较大增益。同时增强了不同招生单位之间自命题的可比性，有利于减少调剂阶段因自命题差异而带来的不公平现象。通过规范自命题科目设置，自命题改革开始进入"质变"阶段。

3. 加强招生单位自命题工作的监督管理

在对自命题的"量"和"质"进行改革后，全面加强监督管理，仍然是自命题改革中十分必要的举措。目前，国家层面对招生单位自命题工作十分重视，管理要求可谓"严之又严、细之又细"。教育部每年都会发文强调加强自命题管理，文件要求包含自命题组织领导、制度建设、软硬件配置、具体操作办法等各个方面，可谓精细全面。但在执行过程中，实际效果却往往大打折扣。为有效解决招生单位自命题管理落实不到位的问题，首先要严格执纪问责。招生单位要建立健全招生考试责任追究制，将招生考试安全工作责任层层分解、责任到岗、具体到人。对泄密或丢失试题、试卷等违纪违法行为，按照有关法律法规，依法依规追究当事人和相关领导责任。其次，要加强对自命题工作的隐患排查。招生单位要开展研究生招生考试自查自纠，按照时间节点先后、工作流程顺序，全方位梳理工作中的漏洞和薄弱环节。强化自命题工作中命题、制卷、封装、运送、收整、施考、评卷的安全管理，加强对重点环节、重点部位、重点人员的有效监管。最后，要加强自命题工作管理制度建设。招生单位应根据国家教育考试有关规定，对标对表，优化工作流程，完善规章制度和实施办法，从制度上解决根本问题，从源头上堵住可能漏洞。

4. 推动招生单位自命题题库建设

推动招生单位自命题题库建设，是降低自命题风险的有效手段。在减少自命题科目使用范围、规范自命题科目管理后，自命题工作仍然有可能面临下述问题：因招生单位命题人员知识结构、业务水平、教学经验、工作态度以及对考试大纲的理解程度不同，各招生单位的自命题质量水平仍可能出现较大差异，同一招生单位不同自命题科目的命题质量水平也可能存在较大差异。为有效解决命题质量问题，进一步减少自命题工作的人为干扰因素，加快推动自命题题库建设势在必行。第一，题库建设要有足够的题量，要能够囊括考试大纲所要求的全部内容，要能够保障多次组题。第二，要有较高的题质，能够体现考试大纲的重点和考生理解知识的广度和深度。第三，题库的覆盖面要广，要能够实现对考试大纲知识点的全覆盖，消灭试题"空白点"和"偏性"现象。第四，试题既要形式多样，又要保证一定数量的标准化试题，既能实现考查形式的灵活性，又能够提高命题阅卷工作效率。第五，要合理设置试题难易程度分区，一般按照难、中、易程度按 20%、20%、60%的比例进行设置。第六，要充分运用现代计算机技术及大数据分析技术，实现计算机组题[5]。

当前，我国硕士研究生招生考试面临新形势、新要求、新变化，发展改革任务十分艰巨，初试自命题工作仍是硕士研究生招生考试制度深化改革的重点与难点。上述改革思路与举措，立足当前我国学位与研究生教育发展改革实践，聚焦解决初试自命题工作实际问题，符合教育部相关文件精神和工作框架，实施起来阻力相对较小、收益较大，是进一步优化自命题工作的合理选择及改进方向，能够有效促进研究生招生考试制度优势不断转化为治理效能。

参考文献

[1] 李新华，孟宪军，王春超，等. 基于构建"国考+校试"模式的硕士研究生统一入学考试招生制度探索[J]. 高教探索，2018（3）：87-91.

[2] 胡伟力, 陈怡婷, 段昌柱, 等. 深化医教协同视域下临床医学类专业学位硕士研究生招考制度改革实践及其深层困境探析[J]. 学位与研究生教育, 2018 (7): 34-38.

[3] 胡伟力. 刍议中国特色现代大学制度的建设思路[J]. 现代职业教育, 2018 (16): 136-137.

[4] 欧阳光华, 胡艺玲. 权力关系视角下硕士研究生招考改革: 历史、特征与展望[J]. 研究生教育研究, 2018 (5): 53-57.

[5] 孙克雷, 王子岚, 虞佳明, 等. 计算机专业试题库建设的研究与实践[J]. 教育现代化, 2019 (6): 122-124.

深化我国研究生选拔培养制度改革的思考与建议

一、切实加强我国学位与研究生教育的理论研究

（一）准确把握新的时代背景下社会主义建设事业对学位与研究生教育的更高要求

2016年是全面建成小康社会决胜阶段的开局之年，也是推进结构性改革的攻坚之年。面对错综复杂的国际形势和艰巨繁重的国内改革发展稳定任务，我国的学位与研究生教育机遇与挑战并存，任务更加艰巨繁重。只有始终围绕中心、立足大局，科学研判新形势，准确把握新要求，才能把工作做实做好。

1."四个全面"战略布局对学位与研究生教育提出了新要求

党的十八大以来，以习近平同志为核心的党中央统筹国内国际两个大局，提出协调推进"四个全面"的战略布局，这是事关长远的顶层设计，是我们党在新形势下治国理政的总方略。"四个全面"是开创性的大战略、大布局，在这个战略布局中，全面建成小康社会是战略目标，处于中心位置，全面深化改革、全面依法治国是战略举措，全面从严治党是战略保证。每一个"全面"都是一个系统工程。现在，全面建成小康社会进入冲刺阶段，破难题、防风险、补短板，实现更高水平更有质量发展的任务非常繁重，全面深化改革还有许多硬骨头要啃，还有不少硬仗要打。研究生教育作为国民教育序列的顶端，肩负着"高端人才供给"和"科学技术创新"的双重使命，对实现国家战略、支撑现代化强国建设具有重大意义，必须按照"四个全面"战略布局，牢牢抓住提高质量这个中心，突出结构调整优化和培养模式转变，实现更高质量、更有效率的发展。

2. "五个发展"理念为学位与研究生教育提供了新机遇

"十三五"时期是全面建成小康社会的决胜阶段。当前我国经济发展进入新常态，呈现出经济结构优化、发展动力转换、发展方式加快转变的态势。新常态要有新作为，新作为要有新理念。我们党提出了"创新、协调、绿色、开放、共享"五大发展理念，集中体现了今后五年乃至更长一段时期我国的发展思路、方向和着力点。推动学位与研究生教育改革发展，必须自觉贯彻落实"五个发展"新理念。创新发展要求学位与研究生教育必须加快体制机制改革，破除发展障碍，建立充满活力的人才培养体系，培养学生创新精神，提高科技创新能力，为各方面创新提供高素质人才、知识和技术支撑。协调发展要求学位与研究生教育必须主动适应经济社会发展新常态，动态调整优化学位授权和学科专业布局，加快发展新兴交叉学科，加强研究生教育结构与区域经济社会发展水平的紧密对接，加强人才培养与社会需求的紧密衔接。绿色发展要求学位与研究生教育必须坚持可持续发展理念，更加注重内涵式发展，既保持合理发展速度，更关注提高发展质量和效益；同时坚决遏制学术腐败，积极净化学术生态环境。开放发展要求学位与研究生教育必须具备国际视野、全球眼光，加强与世界各国在人才培养、科学研究等方面的深度交流合作；充分调动各方积极性，吸引行业企业、社会组织等积极参与到学位与研究生教育中来。共享发展要求学位与研究生教育必须更加注重供给侧改革，提供优质教育供给，运用"互联网+"等信息技术手段，加快推进课程、师资等优质教育资源共享，推动教育整体水平不断提高。

3. 新科技革命对学位与研究生教育提出了新挑战

当前世界范围内新一轮科技革命和产业变革蓄势待发，信息技术、生物技术、新材料技术、新能源技术广泛渗透，带动以绿色、智能、泛在为特征的群体性技术突破，重大颠覆性创新不时出现，可以说，创新已经成为大国竞争的新赛场，谁主导创新，谁就主导赛场规则和比赛进程。特别是互联网等信息技术迅猛发展，加速创新要素在科技前沿、战略性新兴产业的整合汇聚，促进了创新成果的高效转化，推动世界进入了创新时代，创新与人才的竞争愈加激烈。一是创优占先正成为越来越多国家的战略选择。世界主要发达国家相继推出抢占一流的发展计划，采用超前的发展理念、组织形态、教育手段，培养适应全球挑战的学术领军人才和引领产业创新发展的行业领袖人才。二是开放合作加快向更深更广发展。世界各国通过整合内部资源、引进外部资源，加强研究生教育的开放、交流与合作，大学与企业、科研机构之间的合作创新更加紧密，研究生培养的国际化趋势更加显著。三是教育科技领域内创新要素汇聚与集成力度加大。研究生教育具有创新要素高度汇聚的天然优势，如何发挥好这种优势，抢抓新科技革命机遇，把握"互联网+"潮流，形成更好的科教协同、交叉融合发展机制，更好地发挥研究生教育对知识发现和科技创新的重要作用，大有文章可做。四是质量评价标准和保障体系建设进程加快。人才培养的质量监督与保障正成为越来越多国家的自觉行动，质量保障主体日趋多元，关于质量合作、质量保证和文凭认证的议题、项目、协议等日益增多。

4. 教育现代化对学位与研究生教育提出了新任务

十八届五中全会提出到 2020 年教育现代化取得重要进展，达到这一目标，时间紧迫，任务艰巨。研究生教育具有高端人才和智力密集的优势，对各级各类教育具有引领示范作用，在教育现代化中应当走在前列。研究生教育的现代化，关键是要看发展理念、质量观念、体制机制等是否符合现代化的要求。一要看是否富有活力和效率，是否成为社会创新创造的动力和源泉；二要看是否具备完善的现代研究生教育制度，是否形成现代的公共教育治理体系；三要看是否建立起完善的质量监督和管理服务体系，是否形成各种资源有效汇聚和协同的机制；四要看是否具有宽广的国际视野，是否形成国际合作竞争的格局。这项工作涉及方方面面，需要我们抓好顶层设计、前瞻布局，改革创新、加快推进。

（二）全面认识经济社会发展与高层次人才选拔培养的相互作用

1. 学位与研究生教育为国家各项事业发展提供大量高层次人才，研究生已成为国家经济建设事业的中坚力量

我国的学位与研究生教育为国家培养了数以百万计的高层次人才，大

批研究生成为我国各行各业、各条战线、各项建设事业的中坚力量，为国家经济社会的发展提供了宝贵的人才资源。我国自己培养的博士、硕士也逐步成为一流科学家、一流艺术家、一流教育家、一流经营管理者、一流工程技术人员等群体的主要来源。

2. 学位与研究生教育成为推动和保障社会转型、社会进步的重要力量

中华人民共和国成立以来，社会发展突飞猛进，而学位与研究生教育在其中发挥了重要的推动和保障作用。无论是我国从农业社会向工业社会的转型，还是从工业社会向信息社会的转型，在近四十年改革开放的社会巨变中，学位与研究生教育始终发挥着人才供给、思想理论供给、制度政策供给的战略保障作用。

3. 学位与研究生教育成为国家经济稳定发展的助推器

中华人民共和国成立以来，特别是改革开放三十多年来，中国经济健康发展，国家逐渐成长为今天经济总量位居世界第二的经济大国。在经济高速发展过程中，我国学位与研究生教育发挥了重要的助推作用。当今中国经济领域的理论学术骨干、产业行业管理骨干、经营管理骨干几乎都以我国自己培养的博士、硕士为核心；中国经济体制改革的理论原理支持单位、重要经济政策的研究单位，几乎也都是以从事学位与研究生教育的高等学校、科研院所等为中坚力量。

4. 学位与研究生教育全面提升了国家高等教育的整体水平

研究生教育是我国高等教育的组成部分，也是其中具有标志性、引领性和支撑性的部分。改革开放三十多年来，我国学位与研究生教育代表着和引领着中国高等教育发展的方向，对高等教育中其他部分的发展发挥着重要的支撑作用。目前，中国高等学校大多数教师都是我国自己培养的博士、硕士，高等学校有较高水平的科学研究项目和成果，主要也是由研究生导师承担和创造的。研究生教育所创造的育人环境和基本设施条件对高等学校的整体发展，对高等教育规模的拓展和质量的提升发挥着非常显著的作用。

5. 学位与研究生教育促进和保障了高水平学科的建设与发展，促进了科学技术的发展与进步

研究生教育与学科发展之间是密不可分的互动关系。高水平的研究生教育需要高水平学科的支持，高水平学科的建设也需要以研究生教育的发展作为基本条件。目前，我国具有一定标杆地位的国家重点学科所在单位，几乎无一例外都是学位与研究生教育的主要实施单位。研究生教育需要学科营养的滋润，研究生教育同样也为高水平学科的发展注入了足够的压力、充沛的动力，提供了优质的学科发展资源，提供了高水平学科发展所需要的物质条件、软环境条件和其他各种支撑条件。

研究生教育所支持的高水平学科发展已经成为我国科学（包括哲学、社会科学、自然科学、人文科学、管理科学、技术科学等所有科学在内）技术发展与进步的重要动力和来源。目前，我国重大科学技术开发项目的承担者、重要科学技术的发明者、重要人文社会科学传世之作的作者，绝大多数都是研究生教育培养单位的工作人员；国家重要奖项（如国家科学技术进步奖、国家级教学成果奖等）的获得者绝大多数都是研究生导师；中国科学院、中国工程院两院院士大都是博士研究生导师，两院院士中已经有相当一部分是我国培养的硕士、博士，目前这一比例还在逐步增长。

6. 学位与研究生教育促进了文化繁荣，保障了人们精神生活与物质生活水平的同步提高

改革开放近四十年，我国学位与研究生教育坚持了自然科学与人文社会科学并重的原则，极大地促进和支持了我国人文社会科学的发展，进一步促进了我国文化的繁荣，保障了人们在不断提高物质生活水平的同时，同步提升了精神生活的水平。

我国人文社会科学工作者队伍的主体部分是从事研究生教育的高等学校教师和科学研究机构的研究生导师，这支队伍在本世纪初就有 80%左右的成员是我国自己培养的博士、硕士。目前全国重大、重要人文社会科学研究项目几乎都是由研究生导师承担的，有重要影响力的传世之作也基本上是由他们创造的。研究生教育的承担者实际上已经成为我国人文社会科学繁荣发展的主要力量。以研究生教育承担者为主体的人文社会科学工作

者创造的成果，为优秀中华文明的传承作出了不可磨灭的贡献，也为满足人民群众日益增长的精神文化需求提供了丰沛的文化产品供给。

7. 学位与研究生教育促进和保障了国防建设和国家安全建设

主动服务、积极支持国防建设、军队建设和国家安全建设，是我国学位与研究生教育的特色之一。研究生教育首先为军队和国防建设、国家安全建设提供了最为宝贵的高层次人才支持。我国目前已经形成了一个与客观实际发展需要相适应的、特色突出的军事学位与研究生教育体系，多渠道、多方式地为军队和国防、安全系统培养了大批优秀的高层次指挥人才、管理人才和技术人才。目前，我国军队的中高级指挥员基本上由系统、正规的研究生培养单位培养。学位与研究生教育已经成为支持国家"人才强军"战略全面实施的主要力量。

我国国防和安全建设所需要的现代军事和安全技术，绝大部分都是我国自主研发并投入实际应用的。军队内部和外部承担研究生教育的高等学校和科研院所是这些技术及其应用的主要研究和开发利用者，学位与研究生教育已经成为国家重要军事安全技术的供给者，成为国防与国家安全现代化的重要推动力量。

8. 学位与研究生教育全面提升了整个国家和民族的道德素养、文化素养、科学素养和技术素养

我国的学位与研究生教育是以培养高层次人才为目标的，在一定意义上，它就是要使人得到全面的发展。学位与研究生教育不仅使数以百万计的中国人成长为有特殊专长的专业人才，更重要的是，这项教育的实施使千百万中国人获得了全面的发展，从而在整体上提升了我们国家和民族的道德素养、文化素养、科学素养和技术素养。

（三）深入研究我国学位与研究生教育发展规律

1. 研究生教育以人为本的核心规律

研究生教育的本质是对人的教育，这就决定了研究生教育的规律要以人为本，这可以体现为人的智力开发和能力发展的规律以及人的心理和健

康全面发展规律两个方面。人的智力发展需要符合科学的教育规律，而对于研究生教育而言，不仅要符合教学规律，同时更要符合科研的规律，使教学与科研相辅相成，相互促进。同时，研究生教育要全方位塑造高素质的人才，因此人的心理和健康全面发展规律同样也对研究生教育具有不可替代的重要作用。

（1）研究生教育要符合人的智力开发和能力发展的规律。

教育的根本在于对人的教育，这就是教育所提倡的人本思想。人的智力发展教育是一项具有综合性、系统性、复杂性、长远性的教育工作。研究生教育不仅注重对自然知识和社会知识的传授，更重视对人的素质培养和人本身价值的开发。

研究生教育首先是为了开发人的智力，研究生大都是经过十多年教育特别是本科教育之后选拔出来的年轻人，思维和精力正处于上升期，具有强烈的探索精神和求知欲望。如果说初等教育阶段是人智力发展的启蒙时期，中等教育阶段是人智力发展的积累时期，高等教育中的大学教育阶段是人智力发展的上升时期，而高等教育中的研究生教育阶段可以称为人智力发展的黄金时期。因此，研究生教育相比于此前的教育更具有创新性和深入性。在研究生教育阶段，除了课堂讲解学科的前沿知识理论以外，还需要充分运用案例教学法、专题研讨法（Seminar）、问题导向型学习法等多种研究型教学法，营造开放交流的科研氛围，积极引导研究生教育实现探究性、实践性、自主性的发展模式。

其次，研究生教育要遵循人的能力发展的规律。国内外很多关于研究生教育的科研结论都明确指出知识储备和技能积累是研究生教育的前提条件和必然结果，即研究生教育不能脱离前期初等教育、中等教育以及高等教育的大学教育的基础阶段。学习知识和掌握技能都要经过一定时间的记忆和实践，很多前期的基础知识往往成为后期科学研究的重要工具，研究生在学习和科研的过程中愈发感到基础知识的重要[1]。

（2）构建人的心理和健康全面发展的规律。

研究生教育的一般规律在于人的塑造，不仅是智力上的，更重要的是构建人的全面性，使人的心理和体魄同时得到健康发展。目前国内更多注重的是人的智力开发，因忽略人的心理教育而产生了一系列严重后果。比如，曾经发生的清华女学生的铊中毒案件、复旦大学医学院的同寝室友饮水机投毒案件等。从心理学角度来讲，人的智力开发和能力发展是人的自我意识（Ego）或内在本我（ID）的客观需要，同样会受到人自身心理因素的制约和影响。另外，忽视研究生的健康发展使得一部分研究生在繁重的学术科研压力下沦为"烟酒生"，而且过劳的亚健康状态导致一些研究生产生身心方面的疾病隐患。因此，在研究生教育阶段，只有平衡发展才能使人的全面性得到根本体现，而只有心理和健康共同发展才能让人的全面发展得到真正实现。

根据人的全面发展理论和研究生教育理论，研究生发展的自身规律应当促进研究生的智力素质、心理素质和健康素质三个方面协调发展，构成研究生全面发展的素质体系。研究生教育必须根据其本身所特有的规律满足这样一种全面素质发展的要求[2]。

2. 研究生教育供给角度的基本规律

从研究生教育的供给角度来看，研究生教育规律需要符合大学院所和科研机构自身发展以及学科专业的知识体系构建的规律和要求。从大学院所和科研机构自身发展的角度而言，研究生教育是大学院所和科研机构的实力体现，要与其自身发展规律相契合。学科专业知识体系的构建是研究生教育规律的重要内容，也要为研究生教育提供有力的保障和支持。

（1）大学院所和科研机构自身发展的规律。

研究生教育是对人的内在素养的锤炼和塑造，同样需要外部环境的助力和支撑。大学机构以及科研院所的建设和发展是研究生教育的物质基础，对研究生教育具有最直接的影响作用。大学机构以及科研院所的研究生教育要遵循研究生教育的一般规律，不能偏离研究生教育的"教书育人"的核心，也不能过分追求研究生教育的规模扩张而忽视了研究生教育质量的提高。大学和科研院所机构自身的发展和进步离不开研究生教育的发展和进步，同时研究生教育也需要大学院所和科研机构的有力保障和支持。这就是说，研究生教育必须以大学院所以及科研机构的良好建设和健康发展为基础[3]。

研究生教育离不开基础设施和环境建设，先进的基础设施和良好的科研环境对于研究生教育具有不可替代的重要作用。现代的自然科学类研究生教育需要先进的仪器设备和实验室进行科研实验，同样社会科学类的研究生教育也需要丰富的数据库和文献资料为研究提供保障。研究生教育需要前期投入大量的科研教育经费，但是这一部分资金支出不能简单归为沉没成本，而应视为必要的人力资本投资，而且研究生教育阶段的科研成果转化的收益要远大于风险投资。因此，一个国家和地区的基础设施和科研环境的建设规律要能够与研究生教育相适应并保障其科学发展。

（2）学科专业知识体系构建的基本规律。

随着现代科学技术的迅速发展，特别是高新技术的大量出现，各学科专业之间的不断分化和融合成为现代科学技术发展的主流，传统学科原有的界限已被突破，学科的任何突破都必须建立在多学科的相互渗透的基础之上。科学技术这样一种发展趋势，要求研究生教育培养的高层次专业人才，必须具有更加宽广的基础理论知识和对现代科学技术更强的适应性和开拓创新能力[4]。

科学技术的不断深入发展，必然要对研究生教育提出新的要求。事实上，学科专业的知识体系构建会直接地或间接地对研究生教育产生重大影响，从而深刻改变传统的研究生教育学科知识体系，对研究生教育的专业及课程设置、教学内容及教学方法等做必要的改革，需要对研究生教育规律进行深入研究。现代教育日新月异，不同于过去传统教育意义上的思路和手段，尤其是现代通信科技和网络信息技术更是对未来的研究生教育产生强烈的冲击影响。例如，率先在美国兴起的大规模网络在线开放课程（Massive On-line Open Courses，MOOC）教育，对于未来的研究生教育模式的变革和更新都具有强烈的引导性和启发性。

因此，研究生教育的学科建设要秉承科学与人本并重的原则，研究生教育的学科建设要进行改革，注重加强研究生教育的知识结构的平衡建设，不能人为割裂自然科学和人文科学之间千丝万缕的联系。科学无国界，同样各个学科之间也无狭隘的藩篱束缚。现在科技突飞猛进，但却出现环境恶化、道德沦丧等复杂问题，这充分证明科技和人文需要相辅相成，不可厚此薄彼。如果学习自然科学知识的研究生能充分了解人文科学知识，就会在科技产品中避免很多违背人文社会发展的不良因素；同样，如果人文科学研究生能够更多掌握自然科学知识,也会减少许多不必要的主观臆想。特别需要注意的是,现代科技逐渐交叉融合促进很多综合学科、交叉学科、边缘学科的兴起和发展,更多的科研工作不再局限于本领域而是从其他学科中寻求突破思路,获得创新灵感[5]。

3. 研究生教育需求角度的规律

从研究生教育的需求角度来看,研究生教育规律要满足用人单位的专业需求以及知识服务于社会的公共需求的基本规律。研究生教育越来越强调创新性与应用性,用人单位的专业需求和社会的公共需求一起为研究生教育提供了有效需求,因此研究生教育规律需要充分考虑和关注社会的需求变化情况。

(1)用人单位专业需求的规律。

人力资本是现代社会的重要生产要素,用人单位更加注重利润价值的创造,这要求研究生教育的一般规律也要符合用人单位的需求规律,要时刻注意社会的需要变化,适时调整课程的知识体系结构,避免单纯的象牙塔思维,只有不断改革完善,才能保障研究生教育与用人单位的专业需求相互契合。

知识日新月异和信息急剧膨胀已成为现代社会发展的显著特征,未来经济体之间的竞争是人才的竞争。用人单位不仅关注现实的经济利益的获取,同时更加重视对潜在人力资本的积累。因此,为符合用人单位的需求,研究生教育在保障高质量教学和科研的基础上,必须在社会应用方面加强专业人才的塑造和培养。目前,研究生教育中的专业型硕士发展非常迅速,如工商管理硕士(MBA)、公共管理硕士(MPA)、教育硕士(MEA)等,这就是研究生教育顺应用人单位需求发展规律的具体体现[6]。

(2)知识服务于社会公共需求的规律。

研究生教育与现代社会的经济发展和科技进步密切相关,"学以致用"是研究生教育一般规律得以实现的具体表现。这说明研究生教育的一般规律要达到知识服务社会的目标。研究生教育是高等教育的更高层次,这就要求研究生教育要体现知识服务社会的理念,是属于更高层次的,影响也将更加深远和广泛。

目前，在研究生教育同社会联系方面做得比较好的典型代表是美国的研究生教育。美国在硕士研究生教育方面主要集中于教育、管理、公共事务和社会科学等软科学门类，直接能够应用于社会服务的技术专业型的硕士学位已达到六百多种，即使是美国更高层次的博士生教育，其直接满足社会需求的工程科学和自然科学也占有相当大的比重。美国硕士和博士研究生教育的这种重视社会应用的教育模式为美国经济发展和社会进步提供了有力的智力支撑和制度保障。

总之，研究生教育作为高等教育的最高阶段既具有基础教育的基本规律，还含有自身独特的一般规律。研究生教育始终要坚持以人为本的核心规律，在此基础上研究生教育的供给和需求两大层面的基本规律相互影响、相互作用，共同引导和促进研究生教育的发展和进步。因此，对于研究生教育的一般规律的探讨不仅具有教育理论上的探索意义，更具有教育实践上的指引和启迪意义。研究生教育不仅关乎高等教育质量以及高级人力资源的培养与开发，对于一个国家和民族的未来发展更具有极其深远的意义和重要价值。我国作为世界人口大国和发展中国家，研究生教育对于我国的发展和建设具有更加重要的作用。因此，我国要按照研究生教育的一般规律改革和发展学位与研究生教育事业，不断提高研究生教育质量并提升科研水平，以实现我国研究生教育的科学化建设和可持续发展。

二、以制度创新驱动我国研究生教育深化改革

（一）人才选拔制度

1. 招生考试制度

（1）简政放权，落实招生单位主体地位。

国家教育行政管理部门应进一步放权，由直接控制转向间接的政策建议，切实确立招生单位和导师的主体地位。科学、有效的研究生招生考试管理体制应是国家教育行政管理部门负责宏观调控和监督，根据社会需求和学科点的布局，审核和监督招生院校的招生规模，对学位授予单位进行定期考核和评估，建立优胜劣汰的招生资源竞争机制，实现"政府宏观管

理"。考试机构提供考试服务，根据招生单位的要求，研究考试内容，编制试卷，组织考试，为招生单位提供考生成绩及有关评价信息，切实做到考试与招生分离。招生单位根据市场需求、学校资源，自主决定招生人数及各专业招生名额，自主确定录取要求，实现学校依法自主招生[7]。

（2）完善初试形式，提高人才选拔质量。

目前硕士研究生招生考试初试的形式主要有统一考试、推荐免试、单独考试、联合考试等。统一考试考生占初试考生的绝大多数，仍然要以统一考试为主体，统一考试有利于降低成本和加强监督，使招生透明简约，也有利于国家认同感的形成。可继续增大推荐免试比例，进一步规范推荐免试工作程序，探索多种渠道选拔优秀应届本科生免试攻读硕士学位，增加直博生授权单位数量。规范联合考试和单独考试程序，在报名条件、资格审核、考务管理、复试录取等方面制定更加公开透明、规范合理的工作制度，提高联合考试和单独考试的公信力。

从博士层面的研究生招生模式来看，目前国内主要有普通招考、直接攻博、硕博连读和"申请-审核"制四种博士生招生方式。其中普通招考面向符合报考条件的人员进行考试选拔，直接攻博是从具有推免资格的优秀应届本科毕业生中进行选拔，硕博连读是从优秀在读硕士生中进行选拔，"申请-审核"制是指符合条件的申请人向招生单位提出申请，招生单位组织专家审核其是否具备入学资格。国外大学的博士生招生基本上全部采用"申请-考核"制，但不同国家的申请和考核方式有所不同。由于国外高校大多享有充分的办学自主权，很多高校的招生规模和考核方式由学校自己确定，因此，同一国家不同高校的申请和考核方式也有所不同。

我国不少高校已开始试行"申请-审核"制，但从实践效果来看还有待进一步完善。制定"申请-考核"制的模式要充分考虑到不同招生单位、不同招生学科和不同研究方向的特点。完善考生申请条件和申请流程，将考生申请材料审核结论与考核方式密切结合。采取灵活多变的考核方式，全面考核评价申请者的知识、能力和潜力。通过全面综合的考评结果，择优选拔录取博士研究生。在保障措施方面要做到大力推进招生录取信息公开，加强高水平博士生导师队伍建设，加强博士生培养过程管理等[8]。

（3）探索初试一年多试，实现招生考试两段制。

针对研究生招生制度中存在的主要问题，借鉴美国的有益经验，把我国现行的硕士研究生招生考试分为两段制考试，将目前硕士研究生招生考试公共科目（外国语、政治理论、数学等）改变为资格考试，由国家统一实施，实现每年多次考试，规定成绩有效期。专业课由各高校自行组织、自行阅卷、自行确定合格分数线。参加国家统一考试的合格者发给合格证书，作为参加招生单位组织的研究生招生考试的资格，至于参加国家统一考试的时间、次数及资格证书的有效期，可以进一步研究。这种基础考试与学校专业考试分离的作法，既减轻了招生单位的工作压力，使他们有更多的时间和精力去关注研究生综合素质的考核，也减轻了考生的精神压力和经济负担。实施两段式考试不仅提高了整个工作效率，也保障了研究生的录取质量。

　　美国研究生考试 GRE、GMAT、LSAT 都值得借鉴，GRE、GMAT 为计算机化考试，考生可以随时报名参加考试，LSAT 一年举办四次，考生可以多次报考。这种方法可以有效解决入学考试的高利害性，变初试选拔性考试为水平考试，降低初试在录取选拔中的权重，使更多的具有创新精神、专业能力和实践能力的高素质人才在复试中涌现并被选拔出来，提升复试的地位和作用，给予学术团队和导师更多的招生自主权。同时，一年多次考试还可以降低单次考试的风险，减少考生的考试成本。复试由招生单位主办，对考生的综合素质、创新精神和专业能力等方面进行评价。复试的基本要求（包括初试的最低分数要求）由招生单位自行确定，并公布在硕士研究生招生信息网上。考生达到招生单位对复试的基本要求即可申请复试[9]。

　　（4）改革初试内容，取消初试自命题。

　　我国硕士研究生招生考试改革的重点在初试，初试改革的重点在考试内容改革，根本是将目前全国统一命题与招生单位自命题并存改变为全国统一命题，招生单位的自命题全部放在复试阶段进行。同时，打破目前按学科设置考试科目的思路，从选拔硕士研究生需要的知识和技能两方面考虑设置考试科目。我国硕士研究生招生考试初试科目可以考虑设置外语、综合能力和专业基础综合，其中综合能力考查书面表达能力、阅读理解能力、推理能力和数学运算能力。按照《国家中长期教育改革和发展规划纲要（2010—2020年）》中提出的探索有的科目"实行社会化考试"的要求。

2. 复试录取制度

（1）转变观念，提高认识。

研究生复试在人才选拔过程中发挥着重要作用，功不可没。它一般可以以三种模式发挥作用：一是合格式复试，即复试不改变初试的排名顺序，只是将参加复试者简单划分为合格与不合格，将复试不合格的考生予以淘汰。二是补充式复试，即复试是初试的必要补充，将初试中未能考核或不便考核的知识、素质、能力在复试中予以考核，将复试合格者的复试成绩与初试成绩加权，重新确定考生排名。三是竞赛式复试，即所有进入复试阶段的考生无论过去成绩、能力相差多大，一律站在同一起跑线上，纯粹按照复试成绩重新确定考生排名。在相当长一段时期内，各招生单位以实行合格式复试为主，最近两年补充式复试成为复试模式的主流，个别单位、个别学科专业开始研究、尝试竞赛式复试。因此，要做好研究生复试工作必须转变"重初试轻复试"的旧的思想观念，从思想认识上切实重视起来[10]。

（2）落实责任，明确任务。

研究生复试一般实行学校和院系二级管理模式。研究生招生工作领导小组负责学校的研究生招生工作，通常是在校长领导下，由分管研究生教育工作的副校长、研究生处处长、各分管研究生教育的院系负责人和学校纪委监察部门组成。各院系应成立以分管负责人或学科点负责人为组长、多名导师参加的复试工作小组。研究生处负责整个复试工作的组织安排，确保各个环节能够在既定程序下有条不紊地进行。院系作为政策的实施者，要在复试管理规定的指导下，规范操作，确保过程的公开、公平、公正。复试前召开复试工作会议，制定具体的复试工作方案，明确具体职责。各学科专业提前将复试时间、地点等工作安排上报研究生处，如发现复试工作中有任何违规行为，逐级上报，严肃查处。

（3）引入结构化复试，保障复试标准统一。

首先根据对报考专业的分析，确定复试的测评要素，在每一个测评的维度上预先编制好考试题目并制定相应的评分标准，考试过程遵照一种客观化的评价程序，对被试者的表现进行量化分析，给出一种客观的评价标准。考评中对所有的评价者均使用相同的评价尺度，以保证判断的公平合理性。结构化考试在过去被广泛应用于企业招聘等选拔中，效果非常显著。在研究生复试中引入结构化复试模式必须在充分体现研究生招生选拔特点的基础上，设计一套科学、完整的复试标准化指标体系，制定既有基础知识和专业能力的全面考核，又有可操作性的标准化、规范化的考试、面试方案，保证复试的客观性、公正性，用程序和制度消除主观的随意性，从而根除招生的不规范。

（4）强化复试内容，严格复试程序。

复试内容与复试形式是研究生复试无法摆脱的一对矛盾。复试形式演化为复试形式主义，那么解决的办法就是强化它的对立面，即复试内容。知识经济时代的高层次人才，不仅要有扎实的专业基础知识，还要有较高的思想政治素质、良好的道德品质、强烈的创新意识和出色的组织管理协调能力。因此，研究生复试必须明确严格的复试标准和要求，在强调思想政治素质的基础上，着力考察考生专业知识基础及相关知识的广度；全面检验考生的创新能力和实践能力，加强综合素质的考察。当然强化复试内容并非忽视复试形式。随着研究生复试地位和作用的强化，复试程序的公平、公正日益凸显。毕竟程序公正可以保证实体公正的实现，复试程序公正有助于保证考生权利，有助于限制人为因素，从而保证复试结果的公平公正。

学校应依据国家相关政策和规定，结合自身特点，根据学科专业要求，制定公平、公正、规范的复试程序，并及时予以公示。首先应根据学科专业的特点确立合理的复试权重，目前教育部明确规定复试权重一般占30%~50%。然后要明确规定复试的组成，根据研究生培养要求，合理确定笔试、面试及英语听力测试和口语测试的分值比例。同时，组成研究生复试小组，由复试小组对复试结果负责，以减少个人因素的影响。复试前应确定考察的基本内容，尤其是面试须提前准备供考生选择的面试试题，以避免问题的随意性和偶然性。复试时应坚持宽严适度，始终如一；复试后，坚持逐人逐项评分，取加权平均分作为考生最后评分，并最终由复试小组签署评语作为考生最终得分。

（5）加大复试工作透明力度，建立有效的复试监督机制。

研究生复试过程的高透明度，是众多考生和社会各界的共同期待，因此应以公开、合理、客观的姿态取信于考生。这与公平、公正、公开原则互为补充，辩证统一。研究生复试时，教育主管部门有必要监督与控制复试实施的进度，并随时进行适当的调整。有效的监督机制应包括以下四个部分：一是公示制度。招生单位要积极利用网络、张贴等各种渠道对初试成绩、复试基本分数线、复试办法、复试名单、复试成绩、录取名单等招生全过程进行公示。要确保社会监督发挥效力，就必须充分发挥广大考生的监督作用。二是监察制度。招生单位必须加强校级管理，实行集体领导，规范复试工作，成立以主管领导任组长的招生工作领导小组及专门监督小组，联合相关纪检、监察部门对复试工作进行全面、有效监督。三是评价制度。复试实施成效的评估是对复试品质的检验。因此复试实施应成立评估小组，在特定的时间内完成评估报告，以作为及时修正或改进的参考。四是复议制度。成立复议工作小组，公布举报电话及联系方式，保证投诉、申诉和监督渠道的畅通，及时处理解决复试过程中出现的问题[11]。

（二）培养制度

1. 明确培养目标，形成多样化人才培养定位

研究生培养目标规定了培养人才的规格和质量标准，是研究生教育的出发点和归宿，制约着研究生培养模式的选择。培养目标是稳定性与发展性的统一，指导着研究生培养的全过程及各个方面，同时带有时代的烙印，反映时代的最新需求。根据我国硕士研究生教育发展的实际情况，社会对硕士研究生应用能力的需求及为博士生阶段输送人才创造条件，制定符合硕士研究生发展的培养目标体系，现在既需要学术型人才，更需要高效率的应用型人才，硕士研究生培养目标制定的关键点是与我国经济社会发展相结合，实行培养目标的分层定位与重新定位。近年来出台的一系列有关专业学位的政策法规对于应用型人才培养的各个方面规定已相对完善，但是在我国现行的《中华人民共和国高等教育法》和《中华人民共和国学位条例》中关于硕士研究生教育阶段培养目标的规定并不能很好地体现与社会需求的适应性，所以，从法律法规和政策上高度重视并重新定位研究生

培养目标，形成清晰多元的硕士研究生培养目标是提高高层次人才培养质量的首要任务。

我国研究生教育从起步至今，一直非常注重借鉴、学习西方发达国家成功的研究生培养模式，但由于具体情况的差异，在实践运用中常常流于形式。培养目标定位不清、分层不清与我国长期以来单一的培养模式息息相关。定位清晰的培养目标是多元培养模式良性发展的前提，只有对各类硕士研究生培养目标作出具体而明确规定，才能在目标的指引下选择和应用与国际化趋势相吻合又具有中国特色的研究生培养模式，为国家发展和社会进步输送各类人才。

2. 实现不同学位类型的分类指导，大力发展专业学位

由于学术学位与专业学位的社会角色定位和未来发展方向不同，使得培养目标上存在差异，因此必然带来指导方式的不同。学术型研究生教育是以学科为基本单位开展的围绕学科领域进行的教育，研究生通过课程学习和科研训练掌握某一领域的系统的理论知识，专业与精深是其主要特征。学术型研究生不仅担负着传递高深学问的历史重任，还肩负发展知识，创新思想和科学研究的责任，因此，学术型研究生的学术培养是应坚守和传承的。2010年9月，国务院学位委员会下发关于印发《硕士、博士专业学位研究生教育发展总体方案》和《硕士、博士专业学位设置与授权审核办法》的通知，该通知指出："贯彻落实《国家中长期教育改革和发展规划纲要（2010—2020）》，积极促进学位与研究生教育结构的调整和优化，大力培养适应社会主义现代化需要的高层次应用型专门人才，是当前和今后我国学位与研究生教育改革和发展的重要内容。"从上述描述可看出，专业学位研究生教育是未来一段时间我国学位与研究生教育改革的主要方向，硕士专业学位研究生教育作为专业学位教育的主力军，承担着培养高层次应用型人才的重任。理念是行动的先导，树立正确的多元研究生教育职能观，转变和纠正社会各界存在的对专业学位的片面认识是首要任务，专业学位教育的培养目标、课程设置、师资队伍建设等环节是与学术型研究生完全不同的。在实践探索中，创新人才培养模式、改革师资队伍建设、优化专业学位研究生教育管理体制，培养具有一定理论素养和业务能力，能够运

用理论知识、技术能力有效从事专业工作的应用型专门人才是专业学位的定位所在。

3. 改革研究生培养年限，实行弹性学制

我国现行教育法规体系对弹性学制有相关规定，教育部《关于加强和改进研究生培养工作的几点意见》指出："改革研究生培养制度和培养模式，形成有利于高层次人才成长的培养机制"。我国现行《中华人民共和国高等教育法》中也明文规定"硕士研究生教育的基本修业年限为二至三年，博士研究生教育的基本修业年限为三至四年"。由此可见，法律对研究生培养年限虽做了明文规定，但对具体细节没有涉及，致使弹性学制改革方向还不甚明确，深层次大力度的学制年限改革受到一定程度的限制。

切实推进弹性学制的执行，制度上和政策上的支持保障是必须的更是必要的，政府由过去行政指令监督的方式可以向督导服务的方式转变。教育行政部门应减少对学校行政的干预，在出台新的学位条例等相关政策文件时，减少对学制的限制性规定，为研究生教育学制改革留下空间，同时对高校的教育教学质量加强督导评估，通过立法规范高校教育质量保障行为，发挥在教育评估中社会中介机构的积极作用。

制度政策的强力支撑是研究生学制改革的基石，而广泛的社会认同是研究生教育学制改革实施的沃土。学制改革不仅仅是一种培养方式、培养手段的变革，更是一种教育理念的根本革新，因此，树立学校对社会的质量责任意识，用实际成效表明弹性学制下，不同类型的学位与研究生教育质量是可靠的，才能赢得社会赞可。

4. 加强课程内涵管理，深化教育教学改革

（1）优化课程结构，改变课程设置方式。

课程设置是研究生培养模式的实质性要素和体现教育思想的载体，是课程体系的构成形态。研究生课程设置应该在广泛的学科基础上，既体现其实践性与应用性，又具备前沿性、灵活性与开放性，以拓宽学生视野，提倡跨学科培养。专业学位课程主要是反映本学科的基础理论和基本方法，是拓宽专业基础知识的重要途径，对研究生的专业理论和知识深化起关键

作用，要不断更新课程内容，增加反映学科重要成果及发展动态的信息，与现代学科群的动态发展相呼应，这类课程的设置必须精选且数量适中。选修课的开设应体现课程的灵活性与广泛性，一方面能使学生根据自身兴趣广泛自主选择课程，另一方面允许学生跨专业在全校范围内自由选择，允许不同专业学生资源共享。此外，根据全日制硕士研究生的不同培养类型，课程设置应体现其突出特色，学术型研究生课程设置应该体现教学与科研的紧密结合，教学是科学研究的基础，科学研究是教学的深化，教学与科研相结合既有利于培养创造性人才，同时促进教师教学能力和科研水平的提高。专业学位研究生课程设置应贯穿应用性、职业性、综合性原则，注重理论知识与实践能力紧密结合，专业素质与综合素质共同提高，突出专业技能培养，打破学科界限。

（2）完善课程教学，优化教育教学方式。

有学者提出现在研究生教育出现"本科化"现象，其明显表征之一是把研究生教育作为本科教育的自然延伸，大批量培养，课程教学大班化，讲课方式的灌输法、填鸭式。对此应改变教学方式，除公共课和部分选修课外，上课方式以小班为主，允许学生充分发表自己的观点，加强学生与教师、学生与学生之间的交流和讨论，这样学生不仅获得了大量的知识信息，开阔了视野，同时培养了学生创新思维和发散思维。充分利用"互联网+"所带来的便利，广泛运用"MOOC"平台，激发学生学习自主性。学术型硕士研究生教育教学侧重于科学探索、知识创新，注重探究性和研究性，从而促进其科研能力的提高。因此，在授课方式上，教师应针对不同课程采用多种授课方式，如有的课程宜采取系统讲授，有的课程则注重启发式授课，教师和学生为教学的共同主体，在相互启发、相互激励的课堂交流模式中使学生学会研究方法、学会发现和探究，从而获取知识和提高学术研究能力。专业学位硕士研究生除学习必备的基本理论知识外，更注重实践能力的提高，更加注重理论知识和实践经验的紧密结合，因此，在教学方式上，采取多元化课程教学是其必然途径，将课堂讲授与专题研讨、案例教学有机结合，引导学生积极主动参与其中，提高教学效果。特别是要加强案例教学，让学生通过亲身经历和实践，训练其运用理论知识解决实际问题的能力。通过案例教学不仅有助于促进研究生理论水平的提高，而且能够培养其实践技能和举一反三的应变能力。

5. 改善师资队伍结构，实施导师指导方式的改革

（1）严格导师遴选制度，改善师资队伍结构。

现代高层次人才的培养是一项复杂的系统工程，承担人才培养重担的师资队伍既是这个系统的重要组成部分，又是推动工程进展的主要动力。无疑，高水平的师资队伍是促进学位与研究生教育发展不可或缺的重要力量。招生规模的扩大必然伴随师资力量的增加，绝不能因为研究生数量的增多而降低导师选拔标准，必须建立行之有效的导师遴选制度作保障。通过多渠道引进人才，选拔国内外优秀的博士、博士后充实教师队伍，重视在专业前沿有学术造诣并取得优异成果的导师的引进。打破导师队伍遴选中的形式主义，制定相关激励措施，弱化终身制，弱化职称要求，强化竞争聘任制，逐步建立研究生导师淘汰机制，对其科研水平、学术能力作明确要求，实行导师定期培训计划。有必要指出的是，应用型研究生导师队伍应积极聘请实践领域的专家，大力吸收实际部门有丰富实践经验的人员参与教学活动。除保证必要数量的专职教师外，适当聘请一定数量在工作第一线的优秀兼职教师，实行专兼结合，优势互补。

（2）实施导师指导方式的变革。

我国导师指导方式沿袭了"师傅带徒弟"的个别指导方式，随着研究生教育规模的扩展，我国研究生培养方式明确规定实行导师负责下的集体培养制度，但从实践观察，个别指导方式仍然盛行。随着研究生教育的快速发展，尤其是专业学位研究生教育的兴起，导师队伍与学生数量的结构性矛盾日益突出，导师指导方式亟需变革。由于交叉学科、边缘学科的日益增多，导师个人指导的力量不仅薄弱而且难以满足研究生形形色色研究指导的需要，因此，有必要建立导师组指导方式，在实施导师负责的同时，辅之以小组集体指导制，让来自不同学科背景，知识结构各异的教授专家共同指导。导师组可根据研究生不同的学术研究能力、兴趣研究点及不同就业意向制定个人培养计划，因材施教，突出个性化教学。针对专业学位硕士研究生的培养，制定校内导师与校外导师相结合的指导方式，由具有深厚理论基础、丰富指导经验的校内导师进行学术理论指导，具有丰富实

践经验、较强基础理论的职业部门导师进行实践工作指导，充分发挥各自优势，既能保证学术论文的质量，同时有助于实践能力的切实提高。

6. 转变培养质量观念，科学制定评估指标体系

高等教育评估作为一种管理手段和管理职能在高等教育质量保障机制中发挥着重要作用，在倡导全面提高研究生培养质量的时代背景下，构建科学有效的评估体系成为保证研究生教育质量的关键所在。

（1）转变培养质量观念，突出应用型与创新性人才的培养。

在经济社会飞速发展背景下，大量的技术人员、管理人员等应用型人才成为社会需求的重点趋向，研究生培养质量评估的重心必须从传统的过程模式转移到以产出为主的产品模式上来。培养单位应根据不同类型人才的培养标准制定相应评估标准，这是知识经济时代下研究生教育发展的必然趋势。

（2）重视社会中介机构的评估作用，规范研究生质量保证体系。

研究生质量保证体系应淡化国家教育行政部门的行政作用，强调以中介机构为主体的社会功能效应，进一步加强研究生教育和社会的联系。教育行政部门只负责出台相关指导性质量控制政策和可操作程序，由社会中介机构从办学条件、科研力量、师资水平等方面对培养单位进行监督，实现评估制度的公开化与透明化，使各培养单位最终建立起与自身特点相适应的研究生质量保证体系。

（3）构建评估激励机制，完善高校自评工作。

构建对高校的评估激励机制，有利于激发高校自评积极性，优化社会资源配置。教育部《关于进一步改革和加强研究生工作的若干意见》中指出："各培养单位必须按照国家主管部门的有关规定，逐步建立和完善本单位的研究生教育和学位授予质量的自我评估制度"，高校的研究生教育质量自我评价应是自上而下，从校领导到教师，再到每一位学生都应积极参与其中，以评促建，及时发现和解决培养过程中的问题，建立起具有自我完善功能的质量保证和监督机制。

（三）学位授予管理

1. 加强学位制度建设

培养单位应根据《中华人民共和国学位条例暂行实施办法》，制定相应的学位授予实施细则，在实施细则的指导下，结合学校实际情况，陆续制定有关学位文件，并且根据执行过程中出现的问题，不断修订完善。通过这些规章措施，学校管理人员和导师可以有条不紊地部署研究生的论文工作，开展论文的监督检查工作，能避免混乱、低效的管理局面出现，从而形成健康、有效、科学、高效的管理运行机制。

2. 实行学位论文目标管理

学位标准是指导教育和教学的准则，是培养人才的目标，对研究生教育质量具有引领作用。学位标准所确定的人才培养目标要通过全方位的培养和训练才能达到，学位管理要与时俱进。各培养单位应在国务院学位委员会《一级学科博士、硕士学位基本要求》的基础上，认真制定本单位一级学科博士、硕士学位授位标准。《中华人民共和国学位条例》中明确规定：高等学校和科研机构的研究生，或具有研究生毕业同等学力的人员，通过硕士（博士）学位的课程考试和论文答辩，成绩合格，达到规定学术水平者，可授予硕士（博士）学位。把条例中抽象的学术水平转化为可操作的量化指标，是当前高校普遍采用的一种方法，也是实现目标管理的一种措施。

3. 提高对学位授予质量重要性的认识

根据学位授予的工作特点主要涉及的人员有：学位申请人、指导教师、学位管理人员、评阅专家、答辩委员、学位评定委员会。因此，根据全面质量管理原则，首先需要做好涉及与学位授予相关的所有人员的质量认识工作，可以通过文件通知等方式达到目的。从思想上强化对学位授予质量重要性的认识，从知识上保证对学位授予工作的熟悉，从行动上保证对学位授予工作的足够参与。强化全员、全过程控制观念，保证所有工作环节都在质量控制范围。

4. 贯彻质量管理，做好学位授予各个环节管理

（1）把好学位论文撰写质量关。

学位申请人要按学位授予要求、按相关论文规范要求，认真撰写学位论文；指导教师要按照经验，严格把关，重视对学位论文的学术指导，发挥"卡关"的主导作用。对论文做进一步的形式审查和大致学术水平审查。最后学位管理人员对上交论文做最后形式把关，使论文符合学位授予的基本要求。在这个过程当中，体现全面质量管理的作用，不断修正，提高学位论文撰写质量。

（2）把好学位申请资格审查关。

资格审查主要是指研究生培养单位对学位申请人在学位申请前的基本条件是否达到规定要求给予认定。对此，要坚决杜绝走过场、走形式，对不符合要求的学位申请者坚决不予进行论文答辩，这是保证学位授予质量的基本要求。学位课程、开题报告、中期检查、发表论文情况等各个环节全面审核[12]。

（3）把好学位论文评审质量关。

学位论文评审是学位论文学术水平的初步体现，评阅结论决定着论文能否参加答辩，在论文学术水平质量控制方面起着重要的把关作用。为保证论文评阅的客观性，院系要组织指导教师结合专业情况选定合适的评阅人，严格执行论文评阅相关规定，严格把关论文评阅人的资历条件，等等。条件允许的条件下，可以严格实行"双盲"送审制。学位管理人员做好评阅意见的回馈整理工作以及评阅的审批备案等工作。

（4）把好学位论文答辩质量关。

学位论文答辩可以理解为学位授予环节的最为关键的一环。为此，一要坚持预答辩制度，使答辩工作有个演习环节，实现学位论文事前控制；二要按学位授予工作实施细则，设计统一、规范的答辩评分体系。可供答辩专家把握评分标准，减少答辩评价的随意性；三要严格控制答辩优秀成绩比例，使论文成绩形成合理的符合实际的成绩梯队；四要加强后续论文抽查检查工作，同时把论文抽查和优秀论文评选工作挂钩，保证学位授予质量。

（5）把好学位论文评定质量关。

学位评定委员会将对学位申请和答辩材料做最后把关，做出授予学位的决定，是学位授予真正实现的行政许可。为此，一要学位管理人员做好材料准备工作，方便学位评定委员会讨论；二要学位评定委员会委员坚持标准，严格要求，把好学位评定的最后一关[13]。

5. 加强对学位授予相关法律法规、管理办法的学习和掌握

学位授予工作是一项专门专业的工作，涉及专业的学术知识、专业的管理知识。因此，需要组织相关人员做好管理文件、办法的学习工作。保证学位资格申请的有效控制，保证论文评阅和答辩有针对性的组织，保证论文评阅和答辩的专业水准，保证整个学位授予工作处在一个专业技术评价、专业管理控制的评价体系之中。

6. 建立激励机制，促进全员参与

一要突出导师在学位授予工作的重要地位，建立一定的科学奖励和惩戒措施，对于在研究生教育工作中做出突出贡献的导师们要加大奖励力度，反之则给予一定的惩罚。二要实施优秀学位论文评选办法，以此进一步激励学位申请人认真从事论文工作。三要明确管理人员在学位授予工作的分工，对工作精细出色的给予奖励，对工作出错甚至作假的给予惩戒。这些也是全面质量管理关于激励措施的具体体现。

三、加快完善高层次人才选拔工作的保障体系

1. 管理体制

目前负责高层次人才选拔的管理机构主要分为三级，一级是国家层面的招生考试管理机构，主要是教育部及其职能部门，教育部对研究生招生工作进行顶层涉及，制定相关招生政策，在涉及招生指标、培养经费、考试安全等方面，将与发改委、财政部、公安部等相关职能部门协作。教育部考试中心主要负责招生考试具体工作。二级管理机构主要是各省市教育厅、教育考试院，负责执行教育部招生考试政策，具体负责本省市国家统

考科目试卷印制、阅卷，组织本省市招生单位、考点培训，制定本省市具体招生政策等。三级管理机构主要是招生单位和考点，在国家及所属省市招生考试管理机构的领导下，完成本单位的招生考试工作[14]。

三级管理体制总体上来说行之有效，但招生单位和考点分布太散，数量太多，尤其是随着招生规模不断增大，一些新的招生单位或考点不熟悉业务，管理制度不完善，造成初试环节泄题事件屡有发生。一些违法机构通过各种渠道渗透到三级管理部门内部，导致大面积的泄题，给国家带来了极大危害。在复试录取环节，对政策把握不透，或者存在违反招生纪律的情况，在社会上造成了恶劣影响。因此，加强三级管理机构建设，应尤其重视对新批准的研究生招生单位和新设置的考点进行培训，加强管理，确保初试、复试录取工作公正规范。

2. 人员队伍

在当前研究生招生规模和在校生规模快速增长的背景下，专职的研究生招生管理人员队伍建设相对滞后。尤其是设置在高校的考点，负责考务工作的人员一般还要承担招生以及其他工作，专职人员短缺的情况长期存在。有限的人手要完成大量的工作，工作人员长期超负荷运转，能够不出差错地完成考务、招生等工作已属不易，难以指望在完成工作的基础上，不断总结经验，对进一步做好人才选拔工作进行思考。至于招生考试其他环节需要的兼职人员，更是难以找到合适人选，监考人员、招生单位内部各院系复试管理人员一般属于兼职，在特定工作时间内集中参与研究生招生录取工作，因任务重、责任大、报酬低，几乎无人主动参与，通过行政命令安排的兼职人员，往往效果不佳。因此，人员队伍建设已成为三级管理机构的重点，招生单位和考点要适当增加专职工作人员，做好工作人员培训工作，建设一支经验丰富、严守纪律、尽责勤奋的专职队伍。

3. 制度保障

要加强拔尖创新人才的选拔，需要探索不拘一格的人才选拔模式，在研究生招生复试录取等环节，要更加注重考生创新能力和创造能力，传统的招生考试方式在这方面较为欠缺。如博士生"申请-审核"制度，硕士生更加灵活多样的推荐免试制度等应该成为创新人才选拔的改革方向。为杜绝改革中因制度缺陷造成的违法违规事件，必须要有完善的制度做保障。由于研究生招生环节多、周期长，任何环节的不规范都可能带来不良的影响，因而从招生政策的宣传、招生计划的编制、考试科目的设置到命题小组、评卷小组、复试小组及政审人员的确定以及各项工作的要求，都应有具体、明确的规定，这些规定要具有可操作性。建立外部监督机制，主动接受纪委等职能部门监督，主动向社会公开招生政策及各项招生制度，要确保招生工作在阳光下运行[15]。

4. 待遇奖励

研究生招生考试工作有自身的特点和工作规律，责任大、纪律严、任务重，对工作人员的要求非常高，不仅要按时按量完成工作，还必须保证工作万无一失，否则引起的社会不良效应将给单位甚至整个行业带来严重影响。与招生工作的高要求相比，工作人员在待遇奖励等方面有待提高。主管部门应认真研究工作量及工作要求，按不同项目适当增加劳务费用，提高工作人员待遇。应根据工作实际，定期组织优秀单位和优秀个人的评选，给予优秀工作单位和个人应得的奖励，提高工作人员的责任心和荣誉感。

参考文献

［1］陈睿. 对我国研究生招生考试制度的历史回顾[J]. 中国考试，2006（04）：33-35.

［2］潘金龙. 对高校研究生招生考录制度的思考[J]. 武警学院学报，2006（8）：60-61.

［3］卢箐. 硕士研究生招生改革刍议[J]. 学位与研究生教育，2002（8）：119-121.

［4］曹京华. 谈硕士生招生考试办法的改革[J]. 太原理工大学学报，2001（3）：45-46，51.

［5］曹叔亮. 研究生入学考试复试改革试探[J]. 扬州大学学报，2006（6）：22-24.

[6] 刘旭明, 张永泽. 浅议建立科学的研究生招生考试制度应遵循的原则[J]. 中国考试（研究版）, 2007（3）: 45-48.

[7] 郭钊. 对硕士研究生招生全国统一考试制度的思考[J]. 北京航空航天大学学报（社会科学版）, 2007（12）: 25-28.

[8] 夏广忠. 关于深化我国硕士研究生招生考试制度改革的几点思考[J]. 煤炭高等教育, 2005（11）: 20-22.

[9] 邓松. 关于研究生招生考试制度的若干思考[J]. 财经政法资讯, 2008（6）: 41-44.

[10] 方丽. 改革硕士研究生入学考试, 实行二段制考试方式[J]. 教育改革与管理, 2000（2）: 40-42.

[11] 杨淑华, 马永斌. 改革硕士研究生入学考试与录取工作的思考[J]. 高等工程教育, 2001（4）: 62-64.

[12] 黄宝印. 加快建立健全我国学位与研究生教育质量保证和监督体系[J]. 学位与研究生教育, 2014（3）: 1-9.

[13] 宋协青. 加强学位管理, 保证学位授予质量[J]. 东北大学学报（社会科学版）, 2001（4）: 143-145.

[14] 陈伟. 加强博士学位授予质量管理的若干探讨[J]. 教育与现代化, 2004（3）: 42-46.

[15] 王志君. 积极采取有效措施保证学位授予质量[J]. 兵团教育学院学报, 2003（4）: 65-66.

第四编

我国研究生
教育历史沿革与
国际比较

> 第四编
> 我国研究生教育历史沿革与国际比较

我国研究生教育制度的创立与发展

一、建国前的研究生教育

1. 研究生教育制度的萌芽

1840 年爆发的第一次鸦片战争打破了满清王朝"天朝上国"的迷梦，帝国主义用坚船利炮迫使中国由几千年的封建社会沦落为半殖民地半封建社会，晚清先进的知识分子开始探索救国强种的路线。1902 年清政府颁布了《钦定学堂章程》，规定要建立比大学本科高一级的研究生院性质的大学院。这是我国学制系统中最早明文规定设置的相当于当今研究生院的机构。清政府后将《钦定学堂章程》进行修订，更名为《奏定学堂章程》，将大学院改名为通儒院，通儒院定为研究院性质，只有京师大学堂开设。上述文件对具备研究院性质的通儒院招生、培养、毕业、待遇等问题均有明文规定，明确提出了研究生教育制度的设想，标志着清朝末期我国研究生教育已经进入酝酿阶段[1]。

2. 中华民国时期的研究生教育制度

1911 年孙中山领导的辛亥革命推翻了清王朝的统治，建立了中华民国。南京临时政府成立了教育部，对清政府的教育制度和体制做了重大改革，陆续公布《大学令》《专门学校令》《大学规程》等一系列法律，这一系列教育学制系统史称"壬子癸丑学制"。该学制将学堂改称为学校，培养研究生性质的通儒院改为大学院，并第一次提出了对大学院学生授予学位的问题。1922 年 11 月北洋政府以总统徐世昌名义公布了《学校系统改革令》，在学制等方面效仿美国，对民国初期的学制进行了系统改革。1918 年后，部分高校开始招收研究生，因当时对研究生教育没有系统的规定，各高校在研究生招生、培养、学制、毕业等各方面做法不一，各有特点。1927 年南京国民政府在教育领域进行了系列改革。1935年南京国民政府公布了《学位授予法》《学位分级细则》和《硕士学位考试细则》，明确规定学位分为学士、硕士和博士三级，对授予学位的程序及要求做了具体规定。1940年还公布了《博士学位评定会组织条例》《博士学位考试审查及评审细则》。南京国民政府在形式上统一了全中国，在教育制度上仿效美国等帝国主义国家，在教育领域进行了重大改革，先后公布了一系列关于研究生教育的法规制度，使学位和研究生教育制度开始步入正轨[2]。

二、新中国探索建立学位与研究生教育制度

1. 建国初期研究生教育制度的初创（1949—1956年）

1949年10月1日中华人民共和国成立，翻开了中国历史的新篇章。建国初期中国的研究生教育主要是在学习借鉴苏联教育经验、改造国民政府时期旧的教育制度的基础上发展起来的。1950年8月14日教育部公布《高等学校暂行规程》，规定大学及专门学院为培养及提高师资队伍，加强研究工作，经中央教育部批准，设立研究部或研究所。1951年6月11日中国科学院、教育部联合发布的《1951年暑期招收研究实习员、研究生办法》指出，中国科学院所属各研究机构与中央教育部所属高等学校研究部为培养科学研究人才和高等学校师资，决定招收各研究所研究实习员、各校研究生。1951年10月1日中央人民政府政务院颁布《关于改革学制的决定》，规定大学和专门学院设研究生部，修业年限为2年以上，招收大学及专门学院毕业生或具有同等学力者，与中国科学院及其他研究机构配合，培养高等学校的师资和科学研究人员。这是新中国建立后首次以重要法规的形式明确研究生教育在我国整个教育体系中的地位和作用。1953年11月27日高等教育部印发《高等学校培养研究生暂行办法（草案）》，这是新中国成立以来颁发的第一部研究生教育的法规，对该历史时期的研究生教育制度做了较为详细的规定。这部法规实行时间较长（一直到苏联专家全部撤走），以苏联专家为主培养了近万名研究生，不仅解决了新专业的教学问题，还为新中国教学和科研工作培养了骨干力量[3]。

2. 研究生教育的探索与完善（1957—1965年）

1956年，我国社会主义改造已基本完成，中国共产党开始领导全国各族人民进行社会主义建设。1957年至1960年的教育大革命时期，我国研究生教育发展受到一定程度的影响。1961年至1965年研究生教育开始调整、巩固，研究生教育事业有了较大发展。1961年3月，教育部开始起草的《教育部直属高等学校暂行工作条例（草案）》（简称《高教六十条》），将研究生培养工作单列一章，使研究生教育在高等教育中的地位、作用及培养办法有了法律依据。在此基础上，教育部不断改进和完善研究生招生工作，从1961年起不断增加招生计划，完善选拔办法。在对建国以来研究生教育工作进行总结、调研、调整、整顿的基础上，教育部于1963年1月召开了研究生工作会议。会议全面总结了我国研究生培养经验，确定研究生培养工作必须以提高质量为中心。会议讨论了《高等学校培养研究生工作暂行条例（草案）》《关于高等学校理、工、农、医各科研究生专业目录（草案）》等文件。这次会议在我国研究生教育史上占有重要地位，它把我国多年积累的研究生教育的经验以法规的形式予以确认并具体化，对研究生教育的进一步发展具有重要指导作用，标志着我国研究生教育事业进入了新阶段。

3. "文化大革命"对研究生教育的破坏（1966—1976年）

"文化大革命"十年给我国研究生教育造成了严重的破坏，刚刚建立的研究生教育制度被迫中断。第一，"文化大革命"在理论上否定了研究生教育存在的合理性。第二，研究生教育的物质基础遭受严重破坏，许多高等学校被迫搬迁、撤销、合并，培养研究生的仪器设备和图书资料损失严重。第三，指导教师特别是部分学术造诣较深的导师长期受到错误的批判和斗争；科研工作基本处于停滞状态，业务变得生疏落后。第四，刚刚建立起来的全国研究生教育管理系统完全被打乱破坏[4]。

三、研究生教育制度的恢复和学位制度的建立

1. 研究生教育制度的恢复（1977—1980年）

1976年10月粉碎"四人帮"后，我国各项建设开始重新走向正轨。1978

年至 1980 年是我国研究生教育的恢复时期，邓小平同志亲自关心和领导，党中央专门研究部署研究生教育方针政策，广大科学家和教育工作者及时抓住了这个"科学的春天"，迅速恢复了研究生教育制度。1978 年至 1980 年全国共招收研究生 22 424 人，接近 1949 年至 1965 年招生总和，我国研究生教育事业的恢复和发展有了一个良好的开端，为正式建立我国学位制度打下了坚实的基础。

2. 学位制度的正式建立

1979 年 3 月 22 日，根据中央建立学位制度的指示，教育部、国务院科技干部管理局联合组成了以时任教育部长蒋南翔同志为首的"学位小组"，再次开始研究我国建立学位制度的问题。在研究过去两次拟订学位条例的历史经验、调查当时高等教育现状、研究国外学位制度发展趋势的基础上，1980 年 2 月，第五届全国人民代表大会常务委员会第十三次会议通过了《中华人民共和国学位条例（草案）》并于 1981 年 1 月 1 日起正式实施。随后，1981 年 5 月，国务院批准了《中华人民共和国学位条例暂行实施办法》。我国学位制度的建立几经曲折、来之不易，它的建立形成了尊重知识、尊重知识分子的社会风气，提高了我国学术研究水平，促进了高等教育质量的提高和专门人才的成长，推动了学科发展和国际学术交流[5]。

参考文献

[1] 吴镇柔. 中华人民共和国研究生教育和学位制度史[M]. 北京：北京理工大学出版社，2001.

[2] 吴本厦. 中国学位与研究生教育的创立及实践[M]. 北京：高等教育出版社，2009.

[3] 薛天祥. 中国学位与研究生教育的历史、现状和发展趋势[J]. 国家教育行政学院学报，2005（9）：27-32.

[4] 周洪宇. 学位与研究生教育史[M]. 北京：高等教育出版社，2004.

[5] 潘懋元. 新编高等教育学[M]. 北京：北京师范大学出版社，1996.

我国研究生教育制度的改革与发展

一、我国研究生教育的快速发展（1981—1999 年）

从 1981 年起，国家实行在毕业研究生中授予博士和硕士学位的制度，使研究生招生和培养工作不断改进并走向规范化，研究生培养质量不断提高。这一时期我国学位与研究生教育工作主要在以下几个方面进行了重大改革，取得了可喜的进步。

第一，研究生教育规模已有了相当大的发展。20 世纪 50 年代到 60 年代，全国每年招生仅 1 000~2 000 人，在读研究生只有 5 000~6 000 人。学位制度建立后，到 20 世纪末，经过约 20 年的发展，每年研究生招生规模已近 10 万人，在读研究生已超过 20 万人，共授予博士学位 4 万余人，硕士学位 40 余万人。研究生教育已经成为我国培养高层次专门人才的重要形式。

第二，我国研究生教育已由单一层次发展到博士和硕士两个层次。我国建立学位制度后，首次公布了博士学位授权点及其学科专业名单，开始规范招收和培养博士生。这是我国历史上首次建立博士研究生教育制度，截至 20 世纪末，在读博士生已达 3 万多人。

第三，研究生培养类型由单一化向多样化发展。新中国早期的研究生教育基本上属于教学型（当时称为"师资研究生"，教学工作训练作为一项重要的培养学习内容）。20 世纪 80 年代后期，随着社会主义现代化建设对高层次专门人才提出了新的要求，研究生教育逐渐发展为多种培养类型，在继续培养科学研究型人才的同时，增加了培养应用型、复合型人才。同时，培养模式也有变化，既有脱产学习，也有在职学习（半脱产，适当延长学习年限）。不但毕业研究生可以申请硕士和博士学位，在职人员通过自学，按规定的办法也可申请硕士和博士学位。

第四，研究生培养单位也在扩大。新中国成立初期的研究生教育主要由部分高等学校和中国科学院来承担，我国正式建立学位制度后，培养单位已逐渐扩大到国家一级科研院所、军事院校及中共中央党校系统等，涵盖了许多具备培养条件的从事高等教育工作的机构。1984年起，国务院先后批准北京大学、清华大学等34所高校试办研究生院。1994年，国家正式实施"211工程"，1998年5月，国家开始启动"985工程"。纳入"985工程""211工程"建设的高校获得的科研经费和教育经费大幅增长。从全国范围来看，形成了数量较多、覆盖较广的一批具有培养研究生条件的高等学校和科研机构，合理地整合了研究生教育资源。同时，高等学校之间、高等学校和科研机构之间、高等学校和大型企业之间、国内高水平大学和国外高等学校之间合作培养研究生的机制已较为成熟，有利于提高研究生培养质量。

第五，学科结构逐步优化。经过多年的努力，我国已建立起了学科门类基本齐全的研究生培养体系。在20世纪80年代前，培养研究生条件较差，培养条件制约了研究生教育的学科、专业发展。1987年教育部评选出416个国家重点学科，予以重点支持和建设。到2007年为止，教育部共组织了三次评选工作，共评选出全国286个一级学科国家重点学科、677个二级学科国家重点学科、217个国家重点（培育）学科。

第六，管理体制改革效果明显。建国之初，由于研究生教育规模很小，研究生教育工作的管理由国家实行集中管理。国家教育行政部门不仅管方针、政策，而且对研究生的招生、培养、管理和工作分配等各项具体工作都实行直接管理。随着学位制度的建立和研究生教育规模的快速发展，在管理体制上，实行国家、省市、学位授权单位三级管理。

总之，上述几个方面的发展变化，从根本上改变了我国培养高层次专门人才主要依靠外国，即新中国成立前依靠英美等西方国家，新中国成立后依靠苏联的学位制度和研究生教育模式，实现了高层次专门人才培养基本立足于国内这一重大目标，逐步建立起了具有中国特色社会主义的学位与研究生教育制度。

二、21世纪初期研究生教育的改革与发展（2000—2014年）

我国正式建立学位制度后，经过二十年左右的发展，学位与研究生教育制度已逐渐成熟。在20世纪90年代末，国家层面开始研究面向21世纪的高等教育战略，研究生教育也经过了一系列的改革与发展，在扩大规模、保障质量、调整类型等方面取得了巨大成效。

1. 快速发展研究生教育规模

为加快实施中国高等教育大众化发展战略，1999年国家科教领导小组决定，高等学校（包括本专科和研究生层次）要大幅度扩招。在上述政策的指导下，研究生教育进入快速扩展期。到2010年，全国在读研究生规模达153.8万人，占全国普通高校在校生数的比例超过6.45%。可以说，我国仅用十余年的时间就实现了研究生教育规模的跨越式发展。

2. 着力提高研究生教育质量

我国研究生在读规模迅速扩大，为研究生教育质量保障带来难题。因此，我国在2003年启动了"研究生教育创新工程"，要求各招生单位要着力提高我国研究生教育的质量，这标志着我国研究生教育的发展战略开始转型，由重视发展规模向重视教育质量转变。随着创新型国家建设战略的开展，我国于2010年发布了《国家中长期教育改革和发展规划纲要（2010-2020年）》，指出"提高质量是高等教育发展的核心任务，是建设高等教育强国的基本要求""充分发挥研究生在科学研究中的作用"和"加快创建世界一流大学和高水平大学的步伐，培养一批拔尖创新人才，形成一批世界一流学科，产生一批国际领先的原创性成果，为提升我国综合国力贡献力量"，为建设创新型国家战略提供更好的服务。

3. 大力发展专业学位

为适应我国当前经济社会发展对研究生教育结构转变的需要，教育部决定从2009年开始，除工商管理硕士（MBA）、公共管理硕士（MPA）、工程硕士的项目管理方向、公共卫生硕士、体育硕士的竞赛组织方向等管理类专业和少数目前不适宜应届毕业生就读的专业学位外，其他专业学位均面向应届毕业生招收，实行全日制培养。随着一系列政策的出台，全日制硕士研究生教育将逐渐从以培养学术型人才为主向以培养应用型人才为主转变，实现研究生教育结构的历史性转型和战略性调整。目前，随着体制、机制的进一步建立健全，专业学位研究生教育必然会迎来一个快速发展的春天，也必然会在全面推进我国社会主义现代化建设事业的进程中发挥越来越重要的积极作用[1]。

三、新的历史时期我国研究生教育取得的成就和面临的挑战

1. 我国研究生教育取得的主要成就

经过多年的发展，我国已成为名副其实的研究生教育大国。在此基础上，我国学位与研究生教育又迎来了一个改革内涵不断丰富、改革速度不断加快的新时期。概括起来在以下五个方面取得了巨大成就：

（1）研究生教育规模扩展迅速，我国步入研究生教育大国行列。

1999年，我国高等学校开始大规模扩大招生数量，高等教育逐步迈入实现大众化教育的历史阶段，研究生数量随之大幅度增长。截至2014年，在读研究生184.77万人，其中，在读博士生31.27万人，在读硕士生153.50万人。这标志着我国学位授予与研究生教育整体规模已经稳居世界前列，我国已经成为事实上的研究生教育大国。虽然研究生教育规模的快速扩张也带来了一系列问题，但是扩大研究生教育规模是我国经济社会发展的客观要求，是建设人才强国的必由之路，发展中出现的各种困难和问题是必须克服和解决的，也是可以克服和解决的。

（2）建立起具有中国特色的学位与研究生教育制度体系。

经过不断的改革创新，我国学位与研究生教育制度体系已经建立起来，并形成了自己的特色。以《中华人民共和国学位条例》创立的基本学位制度为中心，学位授予权审核制度、授予学位的学科专业目录制度、研究生招生制度、研究生导师遴选与任职制度、研究生培养管理制度、学位授予与研究生教育质量管理制度、研究生教育质量评估制度、研究生院制度、同等学力申请学位制度、研究生奖助学金制度、研究生就业制度等不断健全和完善。这些反映学位与研究生教育基本规律、符合中国国情的基本制

度的确立和完善，为我国学位与研究生教育事业发展提供了良好的基础和保障条件。

（3）研究生教育结构逐步优化。

为满足经济社会发展的需求，顺应研究生教育的基本规律，我国政府相关部门和研究生培养单位共同努力，不断调整和优化研究生教育的学科专业结构、教育层次结构和类型结构。1990年和1997年，国务院学位委员会曾两次组织修订《授予博士、硕士学位和培养研究生的学科专业目录》，2009年第三次修订工作正式启动。2011年，新一轮的学科专业目录修订工作完成，《学位授予和人才培养学科目录（2011年）》颁布，涵盖了学士、硕士和博士学位的学科专业目录。定期修订学科专业目录，使我国研究生教育更好地遵循和反映研究生教育的基本规律，不断适应社会需求。

从我国学位制度正式创办开始，国务院学位委员会、教育部和其他相关政府部门就高度重视对博士、硕士、学士三级学位教育最佳比例关系的把控，兼顾社会需求与不同层级学位教育发展的内在规律，以有力的政策措施不断调整和修正我国高等教育特别是研究生教育的层次结构，使我国的研究生教育发展既适应了经济社会发展对高层次人才的需求，又顺应了不同层次研究生教育的特殊规律，我国研究生教育的整体社会效益始终处于较高水平。

随着经济社会的不断发展，我国对高层次应用型、复合型人才的需求愈发迫切。为此，尽快改变长期以来研究生教育学位类型单一的局面，优化研究生教育类型结构，成为研究生教育发展的重要战略任务。根据这一需求，国务院学位委员会从20世纪80年代末开始探索创建专业学位制度。1990年，国务院学位委员会发布《关于设置和试办工商管理硕士学位的几点意见》，决定在我国开始工商管理硕士（MBA）教育的试点工作，这标志着我国专业学位制度正式建立。在取得初步经验的基础上，专业学位教育得到扩展，专业学位教育年招生规模由1997年的9 395人增加到2015年的252 272人，年均增长近30%，截至2016年，我国已设置专业学位类别40种。

（4）研究生培养质量管理卓有成效。

为了加强对研究生培养质量的管理，我国学位与研究生教育始终坚持正确的目标导向。国务院学位委员会、教育部把服务和服从国家经济社会发展需求作为学位与研究生教育发展的基本目标，把培养适合社会主义事业发展需求的高层次人才作为衡量我国研究生教育质量的主要标准，并以有效的方式将这些标准具体化、规范化。研究生培养单位普遍注重对发展目标的把控，坚持按照社会主义事业发展需求的标准招收培养研究生。要实现研究生教育目标，必须采取有效的质量管理措施，加强对研究生培养过程的控制。三十多年来，我国在研究生教育实践中成功探索出一条通过强化对研究生培养过程管理的方式全面提高研究生教育质量的道路。针对构成研究生培养过程的核心因素，如导师水平、学生创新能力、学科发展环境、关键教学环节等，国务院学位委员会、教育部和研究生培养单位，通过建立和实施严格的研究生导师资格制度，在高等学校建立研究生院，在全国范围内进行重点学科评选和学科发展水平评估，评选全国优秀博士学位论文，以及实施研究生创新人才培育计划等方式，不断强化对研究生培养过程的控制，取得了良好的成效。

（5）研究生培养机制改革逐步深化。

改革创新已经成为我国以质量为核心的研究生教育体系持续完善的动力源。在与研究生教育体系相关的一系列重要改革中，研究生培养机制的改革备受重视，且取得了积极成效。2014年起，研究生教育实施全面收费制度，完善了奖助学金制度，研究生培养机制改革以提高研究生培养质量为目标，紧紧围绕以人才培养为主导的导师负责制和经费资助制这一核心，遵循研究生教育基本规律，使研究生能够真正"在研究中学习、在研究中创新"，为提高研究生培养质量提供主观动力和客观条件保障。研究生培养机制改革进一步强化了导师责任，优化了研究生教育的学科专业结构和类型结构，优化了研究生教育的资源配置，促进了研究生培养单位人才培养模式改革，进一步推动了我国研究生教育事业的体制机制创新[2]。

2. 新的历史时期我国研究生教育面临的挑战

（1）研究生教育发展与经济社会发展需求脱节。

研究生教育的最终目标是为社会主义建设提供高层次专门人才，但当前我国研究生教育还不能完全适应经济社会发展需求，主要表现在三个方面：一是从培养规模来看，研究生数量的快速增长，直接推动力并非来自劳动力市场，而是行政干预的结果。研究生规模在短期内迅速膨胀，随之带来了过度教育、文凭贬值等诸多问题。研究生教育的经济社会效益不仅没有充分显现，还在一定程度上造成了人力、物力资源浪费。二是从类型结构来看，主要以学术学位研究生为主，专业学位研究生发展相对滞后。无论规模还是专业，都无法满足产业结构升级对多层次、多类型高级技术型人才的需求。在专业学位研究生培养中，还存在培养目标与学术学位研究生同质化，培养过程存在培训化、商业化倾向，培养质量普遍不高。三是从学科和专业结构来看，许多经济社会发展急需的学科专业以及交叉学科、边缘学科、新兴学科不能及时设立，导致学科专业体系僵化老化，脱离了经济社会发展的实际需求。研究生教育与经济社会发展的脱节问题，在就业环节表现突出。近年来，高学历人才供大于求，研究生就业难的问题日益凸显，挫伤了社会公众接受研究生教育的积极性，"读书无用论"等错误思潮有所抬头[3]。

（2）人才选拔模式难以适应高层次人才培养需求。

研究生招生入学考试是研究生教育质量保障的第一个环节。目前，我国研究生招生选拔制度存在诸多问题，主要表现在三个方面：一是行政权力过度干预研究生考试和招生，学术人员在确定选拔方式、制定考试标准等方面的作用得不到真正体现，不利于高校办学自主权的落实。二是研究生招生考试存在"重初试、轻复试""重笔试、轻面试"的倾向，导师在人才选拔中的作用有限。特别是近年来，教育、心理等学科实行全国统考，加剧了研究生招生考试的应试倾向，冲击了本科教学的正常开展。三是考试内容难以真正有效地考核学术潜力、创造性等高层次人才必备的素质，特别是公共考试科目外语和政治理论占据了很大份量，加重了考生负担，挤占了专业学习的时间，不利于拔尖人才脱颖而出。当前，扩大高校和导师在研究生招生选拔环节的自主权，已经成为研究生考试制度改革的重要方向。但在扩大自主权的同时，如何建立有效监督和制约机制，确保研究生招生选拔的公平公正，至今尚未找到特别行之有效的办法。

（3）培养环节存在诸多问题。

研究生培养是研究生教育质量保障最为关键的环节。该环节涉及培养目标、课程体系、教学方法、考核评价机制等诸多内容。目前，培养环节主要存在以下问题：一是培养目标单一，过分强调培养"坚实的理论基础、深厚的专业知识、从事科研的能力"，研究生的理论素养与实践能力发展极不均衡，存在重理论轻实践的倾向，未能真正掌握工作岗位所需要的知识和技能。专业学位研究生培养，往往简单移植或套用学术学位研究生培养目标，特色不鲜明。二是课程体系建设滞后，有的教师至今还沿用多年前的教材，学科前沿的成果未能及时引入教学。对人才的素质结构缺乏深入研究，课程设计缺乏系统性，学生虽然学习了许多知识，但难以融会贯通。三是教学方法落后。许多高校没有充分考虑研究生学习的特点，课堂讲授仍是最主要的教学方法。受主客观条件的限制，探究式学习没有得到真正重视，教学效果不理想。四是考核评价方式单一、僵化，不少学校简单以论文发表数量为考核依据，不利于学生创造力的挖掘。五是人才培养和科学研究的关系没有很好协调，许多导师的主要精力放在科研上，人才培养的中心地位没有真正确立。

（4）学位授权制度有待进一步完善。

我国现行学位授权制度同时存在"放得过宽"和"管得过死"的问题。"放得过宽"主要表现为：《中华人民共和国学位条例》未规定高校学位授权的期限，这意味着高校一旦争取到学位授予权，将永久保有，缺乏对其学位授予权重新审核和监督的机制。尽管 2005 年进行了首次学位点的定期评估工作，但离形成学位点真正"能上能下"的动态监督与调控机制还有一段距离。"管得过死"主要表现为：政府对学位授予权实行严格控制，高校难以根据办学规模扩展、层次结构调整的实际需求开展学科建设，办学自主权受到限制，致使高校片面重视学位授权审核，忽视授权后办学质量的提升。特别要注意的是，在现行制度之下，高校能否获得学位授权与其资源获取机会存在密切关系，这就诱使高校争先提高办学层次，盲目追求院校升格，内涵发展往往得不到真正重视。

（5）研究生教育社会评价机制缺失。

建立一套持续、公开、客观的研究生教育的社会评价机制，有利于政府及时把握、引导研究生教育发展方向，有利于社会公众对研究生教育施加有益影响，有利于大学自身对研究生教育的质量进行持续改进。纵观美国研究生教育的发展，国家、社会、院校三级联动的研究生教育评价机制在规范研究生办学、促进培养质量提升方面功不可没。目前，我国尚未建立客观、公开、准确，以数据为支撑的持续社会评价机制，主要表现在三个方面：一是缺乏一套社会公认的能够科学评价研究生教育质量、效益的指标体系，研究生教育评价理论体系薄弱。二是缺乏一套持续采集研究生教育投入、过程和产出等相关数据的机制，研究生教育评价数据支撑不充分。三是缺乏权威的第三方评价机构，实施评价的主体仍以政府机构或所辖事业单位为主，研究生教育评价的客观性难保障。以上问题导致政府对研究生教育的指导存在滞后性，社会舆论对研究生教育的监督缺乏客观性，高校发展研究生教育存在盲目性。

参考文献

[1] 黄宝印. 我国专业学位教育发展的回顾与思考：上[J]. 学位与研究生教育，2007（06）：4-8.

[2] 赵长林. 地方高校研究生教育改革与发展面临的问题[J]. 继续教育研究，2011（7）：103-105.

[3] 吴启迪. 抓住机遇深化改革提高质量积极促进专业学位教育较快发展[J]. 学位与研究生教育，2006（5）：1-4.

国外研究生教育制度模式与评价

一、俄罗斯

1. 俄罗斯学位制度与研究生教育的基本模式

俄罗斯高等职业教育阶段设有学士、硕士和专家文凭三类学位(学衔)。专家文凭与硕士学位并无衔接关系,两者属于平行的学位(学衔)。但在俄罗斯的高等教育体系中,这三者都被视为大学水平的教育阶段,因此无论是硕士学位还是专家文凭阶段的教育,都不能归入到研究生教育中,俄罗斯所谓的研究生教育,只指副博士和博士阶段的教育。根据俄罗斯《职业教育法》的规定,俄罗斯所指的研究生,是指"具有高等职业教育学历,在研究生部学习并准备科学副博士学位论文的人员",而"具有科学副博士学位,被博士研究生部录取准备科学博士学位论文的人员"则被称为"博士研究生"。

除被研究生部和博士研究生部正式录取,按照相关教学大纲进行课程学习、考试、学位论文研究与答辩的研究生外,俄罗斯还存在一类"学位申请生",这类研究生一般只招收在职人员,他们不参加各高校和科研机构研究生部和博士研究生部安排的学习,只需在培养单位通过相关专业的副博士考试,定期向教研室报告和通过教研室的学年鉴定,并参加副博士学位论文或博士学位论文的研究和答辩[1]。

2. 俄罗斯研究生教育的主要特点

(1) 俄罗斯的研究生培养坚持在导师指导下以个人研究为主。

科学导师对提升研究生质量起着重要作用。研究生制定研究计划,准备副博士考试,选择学位论文方向,收集和研究材料,科学实验,撰写学术报告和学位论文,都需要导师的必要指导和帮助。在俄罗斯,科学导师还特别注意在指导过程中放手让研究生发挥最大的独立性和创造性。俄罗斯研究生入学后，就要在有关教研室和导师的指导下，制定出本人在修业期间的个人研究计划。这个计划主要包括两部分：一是学习有关课程并通过这些课程的副博士考试；二是完成科研工作并撰写学位论文。研究生只有圆满地完成这个计划，才能最终毕业。从时间安排和精力分配来看，个人研究都是主要的。这为研究生将来独立从事教学和科研工作打下了基础。

（2）俄罗斯非常重视科学训练和教育训练。

科学训练和教育训练是整个研究生培养过程中最重要的一环，它直接关系到研究生的教育质量。研究生的科学训练包括深入研究国内外该专业和相近专业的科学书籍、资料，熟练掌握研究方法，撰写科学报告，撰写以及发表与科学研究有关的论文和专题科学书。其中，撰写学位论文是研究生科学训练的中心，导师和研究生都非常重视这项工作。研究生教育训练是俄罗斯研究生教育的一个显著特点。苏联时期，不论什么专业的研究生，都要学习教育的理论知识，进行实际教学训练，这是苏联研究生教育的经验，对俄罗斯研究生教育产生了深远的影响。教育训练内容包括学习教育学和心理学理论，研究本专业的教学法，听导师和其他教师主讲的课程，参加导师主持的其他教学活动，独立地进行某种形式的教学工作，掌握一些教学技能技巧，参加教研室的教学工作等。科学训练和教育训练每年至少要向教研室报告两次，教研室则要在每一学年末对研究生进行考核鉴定。

（3）俄罗斯研究生学位授予标准严格。

为了保证研究生教育质量，俄罗斯对研究生的学位论文要求非常严格，对学位的授予规定了严格的程序。学位论文必须是一篇完整的科学著作，论文要体现出科学研究和实践两方面的新结论和新建议，并能从中看出研究生进行科学研究的独立才能及其对所攻学科所具有的高深理论和专门知识，反映出作者鲜明的观点和有力的论证。学位论文答辩前，专门委员会要对答辩人的申请书、学位论文以及完成论文所在单位的结论进行初步审查，合格者方可提出答辩。答辩时，每一份学位论文要有两名副博士以上的专家、学者对答辩内容作出评价[2]。

二、美　国

（一）美国学位与研究生教育制度基本模式

美国研究生学位制度从纵向上来看分为硕士学位和博士学位两级，从横向上来看分为学术型学位和专业型学位，其中学术型学位包括文学硕士、理学硕士和哲学博士，专业型学位包括专业硕士和专业博士。

1. 硕士学位

硕士学位是指获得学士学位后继续攻读 1~2 年研究生课程而获得的高级学位。但在美国，有些高校不设硕士学位，允许持有学士学位者直接攻读博士学位，不过修业年限略长一些。因此，硕士学位并不是攻读博士学位的必备资格。

硕士学位大体上可分为两类。第一类是学术型硕士学位，如文学硕士、理学硕士。前者主要授予攻读人文科学的硕士生，后者则主要授予攻读理科、工科和农科的硕士生。攻读这一类学位通常是为了毕业后担任中小学教师，或作为攻读博士学位的中间阶段。第二类是专业型硕士学位，主要针对学生将来可能从事的职业进行技能培训。因此，部分领域的专业硕士学位是取得执照的先决条件。目前美国专业硕士学位的授予数量已占所有硕士学位授予数量的 80%以上，并呈现了一些新的特点，如出现了很多新兴的学科和领域，这体现了美国经济和社会发展需求所发生的变化[3]。

2. 博士学位

博士学位是美国正式授予的最高学位，分为三类：哲学博士学位、专业博士学位和第一专业学位。

（1）哲学博士学位（Doctor of philosophy，ph.D）

哲学博士为美国传统研究型博士学位，以高深学术研究为目标，分为哲学博士（ph.D）和科学博士（Sc.D）。学位获得者无论专攻何门学科，都称为哲学博士。自 1981 年从德国引进哲学博士学位以来，该学位一直是最受尊敬的最高学位。哲学博士学位注重理论研究，以培养终生从事创造性研究工作的人才为目的。

攻读哲学博士学位的过程大致可分为三个阶段：第一阶段为初级（硕士）阶段，时间为 1~2 年。第二阶段为中间阶段（1 年左右），期间需要通过博士学位资格考试，获得候选人资格。第三阶段是论文阶段（1 年以上），这是攻读博士学位的最后、也是最重要的一个环节。论文应具有学术贡献，具备在有声望的杂志上发表、或者以书籍、专著的形式出版的价值。论文是体现哲学博士学术和科研能力最直接的方式，也是检验高校博士培养质量的重要手段[4]。

（2）专业博士学位。

专业博士学位也称为应用研究型博士，以应用研究为目标，专业博士学位属于实用性、应用性学位，获得者大多从事实践或开发工作。其教学计划均参照哲学博士学位的标准，只是在课程侧重点、培养方向及论文性质等方面有所不同。有的专业同时设立哲学博士学位和专业博士学位，如医学，前者偏重理论研究，后者侧重实践技能。

（3）第一专业学位（First Professional Degree，FPD）。

第一专业学位也称为职业博士，以完成一定课程学习之后的职业实践为目标，反映的是高层次的职业水准而非学术水平。该学位是美国学士后教育中的一个特殊组成部分，标志着达到了在某一专业领域执业之前所需的学习课程要求，并具有超出一般学士学位所要求的专业技能水平。第一专业学位与哲学博士学位之间是平行的，并且只在某些强调实践和技能的特定领域授予。

（二）美国研究生教育的特点

美国既是研究生教育世界第一大国，也是世界第一强国。早在 80 年代，许多研究型大学，如哈佛大学、加州理工学院、麻省理工学院、耶鲁、斯坦福等大学的在校研究生已超过本科生，全国范围内的学士学位与博士和硕士学位之和的比例已达 5∶2。许多学者认为，美国的研究生教育已过渡到大众化教育阶段。一百多年来，正是本着积极开拓的精神，美国的研究生教育才不同于其他的几个教育发达国家，有了自己显著的特点。这也使美国成为至今为止世界上公认的研究生教育水平最高的国家。

1. 有一套严格的研究生考核淘汰制度和高标准的论文要求

美国研究生在录取后要进行系统的课程学习，学生只有通过全部的课程，才有资格进行论文的撰写。博士研究生要求更加严格，在博士论文的撰写前，要参加一次跨学科的综合考试，只有通过这次考试才能成为正式的博士候选人，获得博士学位论文答辩的机会。据统计，一般研究生院淘汰率在10%~15%，名牌大学淘汰率为30%~40%。博士论文是博士培养计划的最终体现，是对博士生最重要的要求，也是其完成学业的关键。美国研究生院委员会的一项政策明确规定，博士论文要达到两个目的：第一，它是一种取得学业成就的训练及经验，表明申请博士学位者具有在该研究领域独立解决重大问题的能力；第二，它对于知识有创造性的贡献。

2. 美国研究生教育能够积极满足社会发展需要

美国的研究生教育与国家社会发展需要积极互动并形成良性发展态势。与德国不把科学研究和研究生教育与国家需要直接对应不同，美国研究生教育自始至终与国家战略保持着密切的联系。美国科学研究的主要部分都是放在大学里，由导师和研究生来完成。这就赋予了美国研究生教育以极端重要的责任，科学研究始终是美国博士生学习计划的一个重要环节，科研能力是衡量博士生水平最重要的指标。所以美国各大学普遍重视研究生参加各种科研活动，美国在军事、宇宙空间技术、海洋开发等方面的大批科研成果都有大量研究生的参与。在研究生教育质量观与发展战略的互动方面，美国在不同的历史时期针对不同的问题，确立历史的、具体的、有现实针对性的教育质量观，使美国研究生教育始终保持较高的整体质量、宏观质量、体系质量。

3. 美国研究生教育的课程设置系统、灵活并和科研紧密结合

美国非常重视课程学习，尤其重视基础理论课程，基础课程授课时数的比例逐年上升，专业课程学习时间逐渐下降，研究生院为学生提供可供选修的课程。而且在教学计划上具有灵活性，学生对选修课有较大的自主选择权。研究生根据自己的基础、特点和兴趣，参加本系、本院和其他各大学的课程设置，制定出符合自己需要的个人学习计划。其中有些课程是

本系的，有些是跨学科和跨系的。研究生院既规定了必修课，又规定了选修课，这样既有共同计划，不放任自流，又充分发挥了研究生个人的特长和创造性。大学与企业合作，共同培养研究生，因为企业拥有大批杰出的科学家及先进设备，研究生在这种环境中科研能力提高得很快。

4. 美国研究生教育注重开放性和国际性

当代美国研究生的培养特别注重研究生学术交流的开放性和国际性。通过各种校内和校际的学术活动，如学术报告会、研讨会，校内和几个学校联合邀请外国的专家、教授举行讲座和做专题报告，一般来说这些报告都代表了该领域在国际学术上的先进水平。高校广泛开展国际学术交流，以开阔研究生视野。美国大学任教的教师中，外国教师也占了相当比例。广泛的国际学术交流，使各学科的科研成果得以从开放的环境中汲取营养，有利于科研成果的转化和交流。如美国在航天工程技术、超导工程、高能物理研究、生物化学工程等技术领域保持世界先进水平，都是通过科学研究国际化所取得的[5]。

三、英　国

（一）英国学位制度与研究生教育基本模式

英国的学位制度与研究生教育模式与美国有所不同，主要有三种类型：证书或文凭研究生、硕士学位研究生以及哲学博士学位研究生。

1. 证书或文凭研究生

这类研究生结业后只发给研究生证书或文凭，课程类别多样，从教育到管理再到网络工程等学科，通常要求全日制修读一年时间，取得专业资质。

2. 硕士学位研究生

这类研究生入学前一般要求申请者获得一级或二级荣誉学士学位。学习年限一般为一年，一般可以通过两种方式进行修读：授课型和研究型。前者学制一般为一年，课程学习时间至少半年，还需提交一篇小论文或者研究报告，审查通过者可授予科学硕士学位。后者通常需要两年时间，主要在导师指导下进行专题研究，这类学位的学生一般把它作为继续攻读哲学博士学位的过渡期。

3. 哲学博士学位研究生

申请攻读博士学位的研究生，可以是大学本科毕业生，但一般要求较好的学习成绩，如一级荣誉学士学位获得者，同时要进行面试，也可以是科学硕士获得者。通常来说，哲学博士研究生主要进行科学研究工作，学士需要 3~4 年的时间完成并汇报一个主要研究项目，还必须撰写学位论文并接受评审[6]。

（二）英国研究生教育的主要特点

英国的研究生教育发轫于 19 世纪后期，在很长的一段时期里是一种典型的精英模式，规模相对较小，入学制度较严，恪守历史传统，关注导师对学生的指导和培养，重质量甚于数量。"二战"以后，尤其是近年来这种模式发生了巨大的变化，呈现了新的趋势。英国现代研究生教育在长期发展过程中形成了自己的特点，归纳起来有以下几个方面：

1. 研究生教育的规模保持稳定增长

现代英国研究生教育的发展呈稳定增长态势，且比本科生发展快。从研究生与本科生的比例来看，1939 年研究生只有本科人数的 7.8%，1959 年研究生与本科生之比上升到 1∶16，1972 年达到 1∶6。到了 80 年代，由于本科生入学人数的下降以及高等教育经费的削减，英国研究生教育的发展规模有所控制。1980 年的研究生人数为 10 826 人，到 1990 年达 1.25 万人，整个 80 年代约增加了 24%。90 年代后英国研究生教育继续保持快速扩展的势头。1991 年英国研究生人数上升到 169 073 人，1995 年达到 306 242 人。1996 至 1997 年，英国研究生数量已达到高等教育在校人数的 21%。

2. 建立严格的研究生导师制度

在英国，导师在研究生培养过程中发挥着重要作用。研究生从选定论文题目，到制定科研计划、阅读书刊等，都是在导师的指导下进行的。要使研究生能创造性地开展研究工作，必须由富有创造精神的导师来指导。因此，英国在选择导师时特别注重导师的科研创造能力，以能否培养出具有高科研能力的研究生作为评判导师教育工作的重要指标。导师的指导方式和时间是各不相同的。如牛津大学实行导师个别指导，每周进行一次，每个导师指导 1 至 2 名学生，学生要把导师指定的阅读材料综合写成笔记交给导师，通过导师的指导培养研究生独立思考、解决问题和开展科学研究的能力。

3. 研究生教育培养目标的多样化

由于各类大学建立的时代背景、办学宗旨和学术传统不同，英国不同类型的大学研究生培养目标有所不同。如古典类大学强调培养学生独立进行科学研究的能力，其目标是为大学和科研机构培养优秀的教师和高级科研人员。新大学和城市类大学强调学生综合能力的培养，其目标是为工商企业的革新培养高级专门人才。而技术类大学和多科技术大学则更强调培养学生解决实际问题的能力。尽管各大学的培养目标和要求不同，但在"二战"后，尤其是近一二十年来，英国各类大学的培养目标呈现出某种程度的融合，即各校在注重保持原有传统和特色的同时，都强调培养能促进社会发展、经济繁荣、科技进步的高级专门人才。

4. 注重研究生科研能力的培养

英国大学十分重视培养研究生的科研能力。虽然硕士研究生的学习年限只有一两年，但仍要求他们参加实际研究工作。特别是攻读哲学硕士和哲学博士学位的研究生，一般都是科研工作的主力。例如，斯脱拉斯库莱大学的船舶和航海技术系开设的一年制硕士学位课程计划分成两个阶段：第一阶段除了修读课程外，还穿插进行专题-案例研究；第二阶段主要进行课题研究，写出论文。计划中的"专题-案例研究"是一种理论联系实际的专题讨论，其目的是使研究生综合应用课程学习中获得的知识，结合阅读文献资料，培养分析问题和解决问题的能力。

5. 重视跨学科的综合研究

现代科技和现代生产的发展，要求研究生教育的课程必须加强学科间的交叉和横向联系。在英国，许多大学的研究生选题来自生产实际，涉及到多种学科领域，需要有关学科的专家和研究生协同工作。因此，一些交叉学科、新兴学科的研究生往往是由几位导师共同指导的。由于研究课题的综合性，学校必须组织跨系的教师和专家共同指导研究生。这样，同一课题可由多种学科的专家和教授集体指导，有利于发挥各人的长处，从不同的角度开展研究工作。从研究生的培养来看，综合性课题可使研究生扩大视野，得到实际工作的锻炼，并能培养在集体中与他人合作共事的能力。

6. 注重提高研究生培养的质量

在英国，研究生培养的整个过程中都非常重视质量。如英国博士生教育建立了严格的学位审查程序：先审查论文，不合格的被淘汰，或建议改为申请哲学硕士学位。经审查认为达到了哲学博士水平的论文，由考试委员会主持进行答辩，并举行必要的笔试和实践考核。考试委员会由包括导师在内的数人组成，还要聘请其他大学同专业的教授，这有助于审查学位授予工作的严肃性和权威性，有利于保证学位质量。在英国，几乎所有大学的高级学位都很难获得，因为它要求学生长期从事独立研究。例如，要获得伦敦大学教育哲学博士学位，应在获得第一级学位后再进行 6 年的全日制研究或 10 年的部分时间制研究。为确保研究生教育质量的提高，1993 年英国还成立了研究生质量的监控机构——研究生教育委员会，委员会以促进研究生教育和研究工作协调一致、建议提高研究生教育的质量和质量标准、讨论研究生教育的有效领导和管理方法、改善研究生教育的状况为工作宗旨。

7. 开设多种规格和不同要求的学位课程

在英国，学位课程形式灵活多样，除了全日制研究生课程外，还有大量的为在职人员开设的部分时间制课程和工读交替计划等。如沃里克大学根据市场和社会对高级专门人才的需求，开辟了 90 多个硕士培养计划，包括一年制硕士学位计划、跨学科学位计划、访问研究生计划以及不同学习形式的 MBA 计划等。二战后，部分时间制研究生占研究生总数的比例一直保持相当快的增长速度，如 50 年代初为 31%，90 年代初达到 41.3%。英国高教界人士认为,与全日制研究生相比,部分时间制研究生课程有更多的优越性。因为在部分时间制研究生课程中,学生可以根据实际工作需要选学课程,把理论学习和实际工作紧密结合起来。1994年英国首次开设了非全日制博士学位课程,由英国经济和社会研究委员会为攻读该学位的博士生提供资助。

8. 重视高校与工商企业联合培养研究生

为了培养研究生的实际工作能力,英国大学重视与工业部门、企业和政府研究机构联合培养研究生。这主要体现在工程研究生的教育中。如曼彻斯特大学的工程研究生在培养过程中,与现场的专业技术人员和管理者进行合作,开展科研工作;同时学习管理课程,参加技术讲座。每个研究生各有一位学术方面的导师和一个企业中的合作者。英国工业界对研究生教育的资助,主要是通过科学和工程研究委员会与工业部门联合设置多种研究生奖学金项目进行的。目前除了教育和科学部的理工研究委员会为工程研究生提供奖学金外,政府还专门设立理工科合作奖学金,为从事工程技术科学研究的研究生提供资助,但研究课题必须以实际工程为背景。大学与工商企业联合培养研究生计划的实施,不仅可以为大学提供更多的科研经费,改善大学的科研条件,而且也有助于解决企业的实际问题,为企业培养高级专门人才,同时还有助于锻炼研究生把理论应用于生产实践的能力,促进研究生加强与企业界的联系,为毕业后的就业打下基础[7]。

四、日 本

(一)日本研究生教育学位体系

日本研究生教育从层次上看,可以分为硕士学位和博士学位两级,其中硕士学位中专业学位研究生教育占较大比重,在专业人才培养中发挥着重大作用[8]。

1. 专业学位

1998年日本模仿美国的专业学院,从培养高级专业人才的目的出发,以培养法律界人士的法科研究生院为中心，开始设立专门职业大学院，培养专业学位研究生。专业学位以硕士为主，学制两年。

2. 硕士学位

在设有博士课程的学校，硕士课程也被称为博士前期课程，其毕业条件和硕士课程一样，两者均为两年制，在研究生院学习两年以上，修满30学分，并在导师指导下通过硕士论文，或是通过特定课程的审核及规定考试，由答辩委员会起草决议，经教授会投票通过即可获得硕士学位。

3. 博士学位

博士学制为三年，博士研究生在导师的指导下，通过博士论文的审核及相关考试，并由答辩委员会起草决议，经教授会投票通过即可获得博士学位。论文博士是日本特有的一种博士学位，这类博士学位申请者不需要在研究生院在读，只需通过博士论文的审查并被确认具有与博士课程毕业生同等学力，即可获得论文博士学位。论文博士是很多在校期间未能获得博士学位的人员后期通过大量研究成果以及博士论文重新获得学位的唯一途径[9]。

（二）日本研究生教育的特点

日本是世界教育发达国家之一，其从20世纪90年代以来实施的研究生教育改革，在促进本国经济与科学技术发展、人才培养等方面取得了较好成绩。20世纪末至今，日本研究生教育领域发生了引人注目的变革，通过出台一系列针对性强而又行之有效的政策措施，极大地促进了研究生教育的发展，有力地推动了本国高层次创新人才的培养和科学技术水平的提高。

1. 研究生培养收费标准较低

日本的研究生教育收费相对于我国而言是比较低的，日本为了降低学生负担，还鼓励政府、地方公共团体以及民间的企业财团在大学设奖学金，以此来激励和资助那些生活困难且成绩优秀的研究生。

2. 大学院教授的决定权力高

在日本，大学院分为不同的研究科，每个研究科都有几个相关的专攻领域，而专攻领域又由专门的教授负责，教授的权力很大，可以用自己的名字来命名研究室，同时拥有研究室的人权、物权和财权，此外还拥有对硕士生、博士生的录用权力，知名度较高的教授也直接拥有对特别研究员（相当于中国的博士后）的聘用权。在研究室里，硕士生、博士生及部分四年级的大学生是研究主力。

3. 研究生教育的基础较好

日本的研究生比例相对于其他发达国家稍低，但是研究生培养的基础比起其他发达国家要扎实，因为日本的基础教育发展迅速，职业教育、高等教育的发展也名列前茅。另外，日本的教育与经济直接挂钩，战后教育的发展直接培养出了许多应用型人才，他们为社会创造了大量的财富，这使得政府对教育的投资力度加大，研究生教育的发展也得益于此。

4. 研究生教育重视与企业的协作

日本的企业内教育闻名于世。科技是发展经济的基础，而科技的核心又是人才，日本产业界为了开拓新的技术领域，在竞争中立于不败之地，很重视与大学院的研究协作。企业还专门拨出一部分资金赠与高校，资助和奖励学术研究活动。日本高校通过与企业协作，一方面获取一定的资金，另一方面也充分培养应用型人才，直接推动经济发展。

5. 研究生培养注重质与量的协调发展

日本研究生培养在扩大量的同时，也对质提出了很高的要求。这一点尤其值得我国借鉴与思考。日本研究生教育发展的方向明确，保证高效地进行科学研究，培养高层次学术型和专业型的人才。在研究生数量不断增加的前提下，实现研究生教育目标的多样化；研究生培养注重对受教育的人群分类（主要是基于社会和个人发展的需要）以及对能够从事研究生教育的院校进行功能性划分（如研究型大学以国立为主，社会服务型大学以公、私立为主）[10]。

参考文献

[1] 姜炳军. 社会转型时期俄罗斯研究生教育发展状况述评[J]. 佳木斯大学社会科学学报，2006（3）：107-110.

[2] 郭玉贵. 美国和苏联学位制度比较研究[M]. 上海：复旦大学出版社，1991.

[3] 陶华敏. 对美国研究生教育的研究与思考[J]. 高等教育研究学报，2005，28（4）：8-10，34.

[4] 孙沉鲁. 美国研究生教育及其对我国的启示[J]. 广西大学学报，2000（2）：75-79.

[5] 周玉清. 美国的研究生教育评估及带给我们的启示[J]. 清华大学教育研究，2002（4）：84-89.

[6] 胡钦晓. 英国新制博士学位的特色与启示[J]. 教育研究，2013（8）：125-132.

[7] 易红郡. 英国现代研究生教育的发展及特点[J]. 比较教育研究，2002（10）：23-26.

[8] 鲍健强. 90 年代日本研究生教育发展的研究[J]. 学位与研究生教育，2001（2）：56-60.

[9] 丁妍. 日本研究生教育扩充政策的矛盾分析[J]. 教育发展研究，2005（23）：83-86.

[10] 张凤莲. 日本怎样发展研究生教育——兼谈我国发展研究生教育问题[J].华南师范大学学报（社会科学版），1991（2）：48-55.

第五编

研究生教育发展与改革保障体系

构建以适应经济社会发展需求为导向的专业学位研究生培养质量保障体系的难点及对策

我国研究生教育起步较晚，在中华人民共和国成立之前有少部分高等学校曾开展过研究生培养及教育活动，但因其培养规模小、培养体制不健全等诸多原因，未能长期有效地开展下去。中华人民共和国成立后，我国的研究生教育多以培养"师资研究生"为主，实则是为我国再生产积累教师资源。后来的"文化大革命"曾使得研究生教育一度中断，直至20世纪80年代，研究生教育才得以回归正轨。专业学位研究生的培养教育工作正是在这一时期逐步兴起，并持续发展至今。

一、我国专业学位研究生教育的发展历程与现状

我国研究生教育的正式起步要从1978年恢复研究生教育后算起。1980年由全国人大常委会通过的《中华人民共和国学位条例》是我国学位制度重新建立的一大标志，而次年由国务院批准实施的《中华人民共和国学位条例暂行实施办法》对学士、硕士、博士三级学位进行了相应定位，而专业学位研究生的培养问题更加特殊，并很难对其明确界定，此问题在近几十年来一直被我国高等教育工作者探讨和热议。

1. 我国专业学位研究生教育的发展历程

进入20世纪80年代以后，在全球化和市场经济的影响下，许多国家对高等教育进行了市场改革（market reform），逐渐形成了高等教育市场或提高了高等教育的市场化程度，旨在以人才市场为导向来开展研究生培养工作，以解决国内专业人才需求问题[1]。随着社会经济的发展，我国高等教育

更加注重以人才市场需求为导向培养人才，特别是培养高级应用型人才——专业学位研究生。研究生教育本质上是一种专业性教育，以培养高级专门人才（专业人才）为目标。但是，从我国专业学位研究生培养的起步阶段来看，这些专业人才大多都成为了教育再生产链条中的一员，并没能充分实现教育市场化的内在要求，使所培养人才迅速投放至产业市场中。另外，随着改革开放后我国社会经济的蓬勃发展，对专业性人才的需求量逐年增加，但由于人才培养周期较长，人才市场出现了高等专业人才短缺的现象。

进入 21 世纪以后，经济全球化和我国经济飞速发展的同时，国内教育市场也正在发生变化。首先是各高校博士、硕士学位授予点与专业研究生培养种类、培养单位的不断增加，我国高学历人才输出量呈现出逐年上升的趋势。然而，国内人才市场对研究生特别是专业学位研究生的需求量大幅提升，加上优秀人才外流现象较为严重，使得我国高层次人才市场始终处于供不应求的局面。2009 年 3 月 11 日，教育部发出通知，决定在 2009 年已下达的研究生招生计划基础上，增加全日制专业学位硕士研究生招生计划 5 万名，主要用于招收应届本科毕业生[2]。在新增加的招生计划中，中央部属院校招收 2.8 万名，其中 56 所设立了研究生院的高校招收 22 335 名。此后，教育部陆续发出通知，规范全日制专业学位研究生的培养工作，着重强调教学方法、实践教学等问题。这一举措反映了我国研究生教育发展战略的重要转变，即硕士层次的研究生教育从以培养学术型人才为主向以培养应用型人才为主转变。为此，2010 年全日制专业学位研究生的招生范围扩大到所有经国务院学位委员会批准设置的专业学位类别和领域，且规定各招生单位以 2009 年为基础按 5%～10%的比例减少学术型学位招生人数，结余的招生计划全部用于专业学位招生[3]。国家对专业学位研究生培养的重视，也体现了我国对高水平专业人才的需求量将始终保持在较高水平上。2010 年，我国专业学位研究生培养量已较往年有大幅提升，但许多培养单位在管理水平上还有待提高、培养方式上仍需改善。

2. 我国专业学位研究生教育的发展现状

近年来，随着我国进入社会转型期，国内经济社会发展模式正悄然发生变化，各行各业对高级专业人才的要求也逐步提高，这使得现今国家、社会对专业学位研究生的培养更加重视。2011年3月18日，涉及金融、法律、会计等29个专业学位研究生教育的指导委员会在京成立，这是我国为保障和推进专业学位研究生教育质量、培养高层次应用型人才的又一重要举措。党的十八大对当今国内外形势进行了具体且深刻的分析，并提出要以实施创新驱动发展战略来加快转变经济发展方式，打造中国经济新的核心竞争力。

自党的十六大以来，国家制定实施了科技、教育、人才三项中长期发展规划纲要，科技和教育投入大幅增加，重要科学前沿和战略必争领域取得了一批重大创新成果。但产业技术领域创新能力比较薄弱的问题还没有解决，企业主导产业技术研发创新的体制机制尚未形成。这暴露了国内专业创新型人才和团队缺乏的现状，我国高级专业人才培养水平还需进一步提高。目前，我国已经成为仅次于美国的研究生培养第二大国，但我国目前各研究生培养单位培养学术型研究生的经验往往要比培养应用型的专业学位研究生丰富，在对研究生培养的保障上大都更倾向于学术型研究生。2013年3月29日，我国教育部、国家发展改革委员会、财政部联合发出了《关于深化研究生教育改革的意见》，该意见指出，各研究生培养单位应注重转变研究生培养模式，重视专业学位研究生的培养工作，做好研究生培养中的各项保障工作，才能不断深化改革、提高研究生教育质量、贯彻落实党的十八大精神和教育规划纲要[4]。从此不难看出，对于各研究生培养单位而言，现阶段的关键任务就是以适应经济社会发展需求为导向来完善专业学位研究生培养质量保障体系，并以是否满足经济社会发展需求作为评价专业学位研究生培养质量的核心标准。我国现阶段专业学位研究生培养质量保障体系的构建仍面临着诸多困难和问题亟待解决。

二、构建专业学位研究生培养质量保障体系亟待解决的主要问题

现阶段，西方教育强国在发展高等教育时充分引入市场机制，同时逐渐减少国家对教育的干预，让教育市场吸收社会各行业资源；政府还鼓励扩大各人才培养单位的自主权，促使教育市场内部形成竞争机制，优化教

育资源配置，这种教育市场的运行机制同样也被用于各国专业学位研究生培养上。而目前我国专业学位研究生培养仍较依赖于政府，所面临的困难主要集中在人才培养与输出环节。为保障专业学位研究生培养质量，节约社会资源，特别是教育资源，无论是人才培养方还是使用方，都面临以下几个问题：

1. 培养单位办学自主权较小

专业学位研究生的培养教育属于从事高深和专门知识的传播、创造与转化的活动，有其特殊的工作方式和运行规律。但我国目前的各培养单位还未享有较大的办学自主权，一定程度上导致了各培养单位在对专业学位研究生进行培养时出现了适应力较弱和培养滞后的问题，且在培养资金的筹集方式上相对单一，主要依赖于政府拨款。这同样不利于该教育市场的自我发展与良性竞争机制的形成，影响各培养单位的积极性和创新性，阻碍其发挥各自的办学优势。

2. 培养机制相对落后

国内许多培养单位的专业学位研究生未能与原有的学术型研究生的培养方式区别开来，许多研究生导师往往身兼双职，同时辅导专业学位研究生和学术型研究生，并多采取"课程学习""论文工作"相结合的"两段式"研究生培养体系。在课程设置方面，虽然各培养单位的师资情况不同，但整体上我国专业学位研究生导师力量仍显匮乏，在培养时往往都只在以往的学术型研究生课程基础上增设相关专业课程，我国的专业研究生培养出现了"有教无类"的现象。此外，因为专业学位研究生的培养周期相对较短，许多培养单位在培养时往往很难在如此短的培养周期内处理好理论学习与实践的关系，往往顾此失彼。

3. 质量评价标准相对单一

国内培养单位对专业学位研究生的考核方式较为单一，多以实习报告或学位论文方式进行，并没能真正起到考核其专业技能技巧运用能力的作用，这使得许多专业学位研究生把自己定位为"亚学术型研究生"。作为评估学生培养效果的最重要手段，学位论文是现阶段我国各培养单位广泛采用的考核手段之一，但其考核效果有限，本质上更加注重学生对所学理论的掌握情况，容易忽视学生的专业潜力和运用能力。专业人才为顺利获得学位，在学位论文上投入的时间也会相应增加，这也使得学生在有限的培养时间内投入到实践中的时间相应地减少。

4. 职业资格衔接紧密度不够

就目前情况看，我国专业学位研究生教育培养模式与社会需求的专业技术人才职业资格衔接仍不够密切，还存在较大差距。一方面是对于专业学位研究生教育与职业资格衔接的意义仍缺乏清晰的认识。专业学位研究生教育是研究生教育层次的一种特殊类型，而职业资格认证是在"以职业活动为导向，以职业能力为核心"的原则下，把教育、培训、就业和企业联系在一起，将劳动者就业生涯的就业和创业能力、工作能力、职业转换能力结合在一起，努力培养素质高、能力强的高级技能型专门人才。我国专业学位研究生的教育模式是培养单位主动适应社会对专业技术人员需求设置的，但培养方与用人单位是存在本质区别的，培养方一旦在职业资格认证上与市场需求存在差异，则会在人才输出环节出现严重问题[5]。另一方面是缺乏能够支撑专业学位研究生教育与职业资格衔接的相应政策与得力措施。专业学位研究生教育与职业资格认证都是随着我国经济、市场机制的发展，根据社会对高级应用型人才的需求而设定的，具有鲜明的职业性和相似的培养机制。然而，就现阶段而言，我国尚未在高校推行有关的职业资格培养与认证政策，无法对各专业在校专业学位研究生进行职业资格的考核和认证。

5. 缺乏对专业学位研究生的职业规划

现阶段许多专业学位研究生对自身定位还不够准确，并没有明确的求职意向，认为专业学位研究生并不如学术型研究生，但较学术型研究生而言培养周期更短。因此，许多人为获得研究生文凭，同时希望能尽早毕业投入工作而选择报考专业学位研究生。而对目前我国各培养单位而言，还一定程度上缺乏对本专业学位的合理宣传，且在培养过程中往往忽视了对学生进行相应的心理引导，这可能会直接导致毕业生的求职意向不明确，或出现"混文凭"的现象。还有部分学生因过分重视学业,也会忽视了自身的全方位综合素质的提升,出现了专业能力强但工作适应能力较弱的情况,这也不利于我国应用型人才市场的持续健康发展。

6. 就业反馈系统不成熟

目前我国专业学位研究生人才仍然十分紧俏,许多专业都存在供不应求的情况。然而一旦这些专业人才被输送至用人单位后,与培养单位之间的联系就基本中断了,加之部分专业学位研究生毕业后并未从事与自己专业相关的岗位,致使培养单位往往不能及时得到毕业生就业后的入职信息,得不到相应用人单位的就业反馈信息。虽说我国专业学位研究生培养的初衷是为了迎合经济社会的发展需要,培养应用型的专业人才,但各地区对不同类型的应用型专业人才的需求量有很大差别,使得所培养人才往往受地域性影响,未能在培养单位所在地区找到相应的工作,这在某种意义上说,也是教育资源的浪费。再者,现阶段国内许多专业学位研究生的用人单位并未和培养方构建良好的用人信息反馈机制。许多专业学位研究生在毕业后进入与其专业对口的用人单位工作后,曾遇到过力不从心的感觉,只因用人单位对该专业的人才定位与其培养单位对培养人才的定位存在分歧,这使得专业人才在进入工作岗位后,还需要一个较长的适应期,这也造成了一定程度上社会资源的浪费。

三、构建以适应经济社会发展需求为导向的专业学位研究生培养质量保障体系的主要措施

1. 扩大培养单位的办学自主权

《中华人民共和国高等教育法》明确规定:"高等学校应当面向社会,依法自主办学,实行民主管理。"我国在对教育市场进行宏观调控,对高等人才培养进行指导的同时,应当做到松弛有度,给各培养单位足够的发展空间,使其能够在以人才市场为导向的教育新形势下完成自身培养机制和办学能力的提升,并引入多种资金筹措方式,充分利用各用人单位即各受益主体的投资积极性,以保证专业学位研究生教育发展经费的多元化。各

培养单位还应结合自培养优势，合理应用各地区优势资源，在办学理念以及方式上不断创新，办出特色，办出优势。

2. 完善原有专业学位研究生基本培养方式

高校作为专业学位研究生培养体系中的核心力量，在整个培养过程中扮演着至关重要的角色。为了更好地保障专业学位研究生培养，各培养单位必须针对不同专业的学位研究生特点，在各专业学位研究生教育指导委员会的指导下开拓新的研究生培养模式。这不是要完全否定原有的"两段式"培养，而是需要以社会经济的发展状况，以市场为导向培养符合时代要求的应用型、创新型人才。既然专业学位硕士被定性为应用型人才，那么原有的"两段式"培养模式应转变为更加注重实践的"课程学习""专业实践"的"两段式"，但因考虑到多数专业学位研究生的培养周期较短，如果孤立地对其进行理论和实践的培养，可能会出现非学以致用的问题。因此，培养单位在课程设置时，应重视理论与实践相结合的就业指导课程的开设，积极听取学生对于所开设课程的意见和建议，并加强与社会各企事业单位的合作，为专业人才提供尽可能多的对口实习岗位。专业学位研究生的导师在进行理论授课时，也应当注重专业学位研究生的特殊性，在传授纯理论知识时多结合实际应用，以启发学生的创新能力、实践能力。

3. 完善专业学位研究生考核机制

各培养单位应当在专业学位研究生的考核机制上有所创新，适当引入专业技能实际操作考核等以考验学生对所学知识实际应用能力的考试，而非一味局限于实践报告或是学位论文的考核方式。开辟以所学专业知识的应用能力为主的多种考核方式相结合的立体考核机制，同时也可以在用人单位的帮助下建立培养、用人单位联合考核机制，以最客观地反映各培养单位对专业学位研究生人才的培养水平。

4. 建立健全职业资格认证制度，做好职业资格衔接工作

专业学位研究生培养的重中之重是"专业"二字，而如何认证我国各培养单位是否能够为足够专业的人才一直是高等教育界专家们讨论的核心问题之一。正像企业生产离开市场驱动则缺乏生命力一样，培养单位离开

人才市场驱动同样步履艰难。培养单位与企事业用人单位是人才供应与人才需求的两个方面，欲使专业学位研究生的教育真正发挥在我国经济建设中的作用，必须发挥培养单位与企业行业两个方面的积极性。保证人才供应与人才需求两方面相衔接的重要途径是在政府支持与引导下由两方面共同参加构建的专业技术人才职业资格认证制度。因此，结合我国当前实际情况，应当效仿职业资格证书制度的建立方式，以适应经济社会发展和各行业领域的需求为导向，构建在以政府支持与引导下的由培养单位的专家与企业行业的专家共同组成的职业资格认证管理体系，以促进专业学位研究生培养走向更专业化的道路。另外，政府应密切联系各专业学科教育指导委员会，各教指委也应及时上报该专业学位研究生培养近况，在政府的指导下加强对各专业学科研究生培养的指导，并制定相关政策以推进各专业学科认证制度的建设，推进整个专业学位研究生培养保障体系的建立健全，尽快在各专业建立起职业资格认证制度，维护整个行业的健康有序发展。

5. 加强对专业学位研究生的思想政治引导

作为培养单位的高校应当始终重视专业学位研究生的思想政治教育工作，使其能够对自己的专业有一个正确的定位，重视自己专业学科知识的学习与专业技能的训练，主动了解所学专业的国内应用情况以及就业情况。同时加强爱国主义教育，帮助学生在学习过程中培养责任感与使命感，使所培养的人才有健康健全的人格，以及积极的人生态度，这样才能使我国高级应用型人才的综合实力以及进入行业后的生存适应能力得到提升。培养单位只有做到全方位保障输出人才的质量才能保证人才输出后在行业内部具备持久的活力与竞争力。

6. 加强就业反馈系统的建设

目前国内各地区虽有相应的毕业生就业信息反馈系统，但多以调查问卷的形式发送至毕业生邮箱中，并遵循自愿原则填写，很难确保相关信息的及时采集，也很难保证信息的真实性与准确性。就业反馈系统的建设并非一朝一夕，需要经历一个长期的过程。首先，国内相关机构需要对各地区人才市场进行更加深入的调研，明确我国各地区人才需求特点，并通过相应渠道反映给各人才培养单位，使各专业学位研究生培养单位能够制定相应培养计划，而并非盲目培养，导致区域性人才浪费。作为培养单位而言，在充分了解国内对所培养人才的市场需求特点的同时，也应做到紧密联系相关专业对口单位，及时且真实地告知用人单位有关人才培养的情况，并在社会上努力做好关于专业学位研究生培养的宣传工作，让社会各界能够了解该专业相关情况。另外，作为专业学位研究生自身而言，需要及时了解国内对本专业人才的需求特点，明确自身的就业方向，合理定位，打破封闭的就业观，在考虑最适合自己的就业岗位同时也考虑自己最合适的岗位，并能在入职后及时将自己进入工作岗位后的相关情况反映给原培养单位。再者，用人单位应当主动加强与培养单位之间的联系，根据自身情况提供相关人才需求信息，并对已入职的人员进行行业评估，并将在职人才就业信息及时向培养单位反映，这需要培养单位、专业人才和用人单位三方的积极配合，建立良好的合作机制与就业反馈系统，才能有效且持久地保障专业学位研究生的培养质量。

自中华人民共和国成立以来，我国研究生教育已在探索中走过了数十年，为我国的社会主义建设事业输送了大量优秀的人才。如今，我国处于社会转型的关键时期，对专业创新型人才的需求量将长期处于较高水平，这就要求各高等专业人才培养单位切实做好人才培养工作，加快培养质量保障体系的建立健全，承担起教育工作者应担负的重任；同时，社会各界也应当重视专业学位研究生的培养工作，积极配合各培养单位，在国家的引导和市场机制的调节下，推动我国高级应用型人才培养工作的健康发展。

参考文献

[1] 蒋凯，高等教育市场及其形成的基础[J]. 高等教育研究，2013（3）：9-21.

[2] 教育部关于做好 2009 年全日制专业学位硕士研究生招生计划安排工作的通知（教发〔2009〕6 号）[Z]. 2009.

[3] 教育部关于做好 2010 年招收攻读硕士学位研究生工作的通知（教学〔2009〕12 号）[Z]. 2009.

[4] 教育部、国家发展改革委、财政部关于深化研究生教育改革的意见（教研〔2013〕1号）[Z]. 2013.

[5] 翟怀远，陈燕. 专业学位研究生教育与职业资格认证相结合的研究[J]. 学位与研究生教育，2007增刊：104-107.

以导师遴选为契机加强导师队伍建设

导师队伍建设对高等院校学科建设、人才培养、科研平台搭建、创新基地建设等工作起着重要促进作用，尤其对研究生培养工作具有重大意义，是高等院校提高自身办学水平和综合竞争力的核心资源。在我国长期以导师制为研究生培养基本模式的宏观环境下，导师队伍建设对于高等院校学位与研究生教育工作具有直接的、全面的、全过程的指导监督作用。各个学校历来都十分重视导师队伍建设在研究生教育工作中的重要地位，采取多种措施提高导师队伍水平。导师遴选工作既是每年对研究生指导教师进行选聘的常规性工作，同时也能对全校导师队伍质量进行深入了解，以此为契机逐步提高研究生指导教师的资格条件，采用量化考核指标体系对导师队伍进行摸底评估，是加强导师队伍建设的有效措施。

一、导师队伍建设的重要意义

1. 提高研究生创新能力的重要保障

创新人才是一个国家的核心战略资源，研究生教育作为国家培养创新人才的主要手段，创新能力培养直接关系到研究生教育的整体质量。创新型人才培养以具有创新意识、创新精神、创新能力的导师队伍为后盾，导师队伍建设对提高研究生创新能力具有关键作用。导师的创新意识不仅表现在能够高瞻远瞩地把握本学科的发展方向，更能够跳出单一学科的限制，进行多学科交叉融合，综合不同学科前沿知识来指导研究生进行创新研究，激发学生从事创新研究的热情[1]。因此，培养与选拔一批具有扎实的基础知识、充分掌握本学科前沿研究动态、能够进行学科交叉与融合、具有创新精神的导师队伍对于提高研究生创新能力起着十分关键的作用。

2. 提高研究生培养质量的关键举措

随着我国研究生招生规模逐年扩大，我国研究生教育整体规模已经超过英国、日本等发达国家，成为仅次于美国的第二大研究生教育大国，我国研究生教育的重心开始由数量积累转移到提高质量上来。质量是学位与研究生教育工作的生命线。我国自 1981 年正式实施学位制度以来，一直将提高研究生培养质量作为研究生教育工作的核心。随着我国研究生招生规模逐年扩大、研究生培养类型逐渐多样化，各研究生培养单位面临着在新形势下保障并提高研究生培养质量的重任。在我国研究生培养机制以导师制为主的宏观背景下，研究生指导教师是研究生进行科学研究的领路人，不仅起到启发研究生形成科研思路、指导研究生学习科研方法的作用，甚至会影响研究生的思维方式与个性发展，可以说导师队伍是切实保障研究生培养质量的关键环节。

3. 适应我国研究生教育战略性调整的迫切需要

我国经济结构的调整转型要求高等院校培养出更多高层次的应用型人才，研究生教育面临战略性调整，专业学位研究生教育将成为今后研究生教育的主流。进入新世纪以来，我国经济社会高速发展，国家产业结构也发生了重大变化，国家经济建设和社会发展对高层次应用型人才的需求日益迫切，以学术型为主的人才培养模式与市场对应用型人才的刚性需求对接错位的状况日益突出，重新审视和定位我国研究生尤其是硕士研究生的培养目标，尽快调整和优化研究生教育类型结构，逐渐将硕士研究生教育从以培养学术型人才为主向以培养应用型人才为主转变，是研究生教育发展的重点任务。为此，我国推出了开展全日制专业学位硕士研究生教育的重大改革措施，并提出要重视构建和形成一支适应专业学位教育的导师队伍[2]。

二、当前我国导师队伍建设存在的主要问题

1. 导师队伍质量有待提高

我国缺少一大批在国际上具有较高知名度的"大师级"专家已是不争的事实，严重阻碍了我国培养杰出人才的步伐，提高导师队伍质量是绝大

多数高校面临的一项急迫任务。近年来，我国研究生指导教师整体质量有了较大提高，但还存在缺乏创新意识、知识结构单一、创新能力不足的状况，直接影响创新型人才的培养。导师队伍中新增较多的中青年教师，有利于改善我国长期以来研究生导师队伍年龄结构偏大的状况，但由于年轻导师缺乏指导经验，指导研究生水平有待提高；部分年轻导师承接科研项目实力偏弱，难以实现依托科研项目指导研究生进行科学研究训练和资助研究生的目标[3]。

2. 缺乏科学合理的导师量化考核指标体系

长期以来一些高校在导师遴选工作时以定性考核为主，设置了诸多如"具有丰富的研究生培养经验，具有较强创新意识"等操作性不强的评审标准，导致导师的选聘流于形式，能否成为研究生导师往往要取决于领导的意见，新增导师的质量得不到保证，已经不具备培养研究生能力的老导师三五年未招研究生仍然照拿导师津贴[4]。缺乏科学合理的量化考核指标体系，导师队伍建设的竞争机制迟迟不能建立，导师队伍的动态管理模式难以实现，这不但影响了学校研究生导师队伍整体水平的提高，还严重挫伤了广大优秀导师的积极性。长此以往，导师们的工作热情和研究生的培养质量严重受损。因此，目前急需一套科学合理、公平公正的导师量化考核评价体系来解决上述矛盾[5]。

3. 导师队伍结构不尽合理

第一，学历结构不合理。导师队伍的学历结构能在很大程度上反映导师在其学科领域已获得的学术水平及发展潜力，对于今后指导研究生具有重要影响。我国目前许多导师学历结构偏低，尤其是45岁以上导师具备博士学位比例相对较少。尽管导师的选聘应首先看重其学术水准和指导研究生的能力，但是未接受系统完整的博士研究生教育的导师，在指导研究生工作中的规范性和严谨性可能受到影响，不利于保障研究生培养质量。第二，学缘结构不合理。当今世界是开放的，学术更需要开放与交流，只有"走出去，请进来"才能保障导师具有广阔的学术视野和超前的科研思维，才能够满足培养研究生创新能力的需求。然而我国许多高校的研究生指导教师队伍中毕业于本校本学科的比例相当大，来自于国外和国内其他高校的导师数量有限，造成研究生导师队伍"近亲繁殖"现象严重，不利于创造性人才的培养。

4. 指导专业学位研究生导师队伍规模偏小

我国经济结构的转变对研究生研究生模式提出了新要求，研究生教育的战略性调整势在必行。专业学位研究生教育的培养目标是为我国现代化建设培养高层次应用型人才，要求研究生掌握扎实的理论知识和过硬的实践能力，与科学学位研究生的培养目标有较大差异。这就要求相应地增加一大批供职于企业、工厂、医院等产业部门的高级技术人员作为指导专业学位研究生的指导教师。目前研究生培养单位与企业之间的联合培养模式还不够完善，校外教学基地建设还有待加强，校外兼职导师的管理比较薄弱，不能适应研究生教育类型结构的调整。

5. 导师聘期的"终身制"

目前绝大多数高校都已建立起适合本校实情的导师遴选制度，但是导师队伍的竞争机制却没有完善，学校的导师遴选程序具有行政色彩，研究生指导教师成为一种头衔、一种荣誉而不是岗位，一经聘为导师，只有不犯原则性错误，便长期享受导师光环，缺乏合理的新增及解聘程序，普遍存在"导师终身制"的现象，导师评估与竞争机制缺失。有竞争才会有发展，随着社会的进步，竞争必然会渗透到推动社会发展的方方面面，科研工作也不会例外，高校应该尽快完善导师遴选制度，建立导师竞争上岗机制，对于已经达不到担任导师条件的导师要予以解聘，直到各项条件具备后再申请成为导师，保证导师队伍质量。

三、以导师遴选为契机加强导师队伍建设，提高研究生培养质量

导师遴选作为学校每年进行的一项常规性工作，在实际工作不断创新遴选机制，通过提高导师资格条件、制定科学的考核标准、实现动态管理

等措施来加强导师队伍建设。实践表明，以每年进行的导师遴选工作为契机来摸清导师队伍发展状况、加强导师队伍建设、提高导师队伍水平是切实有效的方法，从而最终实现保障研究生培养质量、提高研究生创新能力的目标。

1. 提高担任研究生指导教师的资格标准，强化质量意识

在导师遴选工作中设立什么样的标准作为导师资格的基本条件，是导师遴选工作首要考虑的关键问题。缺乏科学合理的资格条件标准会导致导师选聘工作规范性不够，难以实现选聘工作的公开、公正、公平，一方面容易引起各方面的矛盾，不利于高水平学术队伍建设，另一方面由于资格标准的随意化，导师队伍的质量得不到保障。同时，资格标准的确定又离不开学校的学科建设质量和科研学术水平，标准过于严苛会导致研究生导师队伍大幅度减少，打击部分教师的积极性，标准过低导师队伍质量又将严重下降，因此，制定一个与高校发展实情相适应的导师基本资格标准是开展导师遴选工作的首要任务。

2. 制定科学合理的导师遴选量化考核指标体系

缺乏合理的量化考核指标体系是目前我国高校研究生导师队伍建设的重大缺陷，学校应通过精心设计，调研其他多所高校的经验做法，与人事部门有效沟通后制定详细的导师遴选量化考核指标体系，这样可避免导师遴选工作的随意性，确保考核程序严谨、标准统一、操作规范。对于不同序列的导师，应分别制定量化考核的基本条件分数。

量化考核细则的制定有效地增强了导师遴选工作的规范性、标准性和可操作性，不具备导师资格的新申请者能够及时发现自身欠缺的条件，可以在来年的导师遴选前努力补足，学校对达不到条件的导师可根据文件要求暂缓其招生资格，整个导师队伍可进可出，形成了公平公开的竞争机制，打破了导师"终身制"的怪相，实现了导师队伍的动态管理。

3. 改善导师队伍结构

针对高校导师队伍结构普遍不合理的现状，学校可通过创新导师遴选办法，改善导师队伍结构，确保新增导师具备较高学历，通过引进高水平

人才，逐步改善导师队伍学缘结构，增加新鲜血液。首先，在选聘新增导师时，规定45岁以下的教师申请新增成为博士研究生导师的基本条件之一为必须具备博士以上学位，申请新增成为硕士研究生导师的基本条件之一为必须具备硕士以上学位，通过以上要求，可以有效提高导师队伍的学历结构。其次是对导师队伍学缘结构进行改善，高水平人才是高校发展的战略性资源，学校在引进高水平人才方面要加大投入，对引进人才申请成为导师时条件不具备的，本着具体问题具体研究的原则，适当放宽要求，增加导师队伍中在国外或校外接收教育并获得学位人员的比例，逐步改善导师队伍的学缘结构。

4. 选聘校外优秀专业人才，加强专业学位研究生导师队伍建设

随着我国经济社会高速发展，产业结构发生了重大变化，社会对应用型高层次人才需求日益旺盛，我国研究生教育的战略性调整步伐需要加快。如此大规模的发展专业学位研究生教育，仅靠高校内部的导师队伍显然难以有效地保障专业学位研究生培养质量，难以实现专业学位研究生必须掌握较强实践操作能力和解决实际问题的培养目标，因此，在工矿企业、政府行政单位、医疗卫生单位、科研机构等部门选聘一批具有一定理论水准、熟悉行业运行规律、解决实际问题能力突出的业务骨干成为指导高校专业学位研究生的导师是主动适应国家研究生教育战略性转移的有效举措。

5. 抓好导师培训工作，增强导师岗位责任意识

学校每年应对新增研究生导师组织岗位培训，由专门从事学位与研究生教育管理工作的专家对他们进行政策法规方面的培训，使其充分了解国家和学校关于研究生培养和管理的一系列规章制度，树立正确的教学观念，熟悉学位与研究生教育工作的各个环节，自觉接受规范的研究生管理程序。同时聘请有丰富指导经验的导师对他们进行辅导或召开导师经验交流会，以发挥导师的传、帮、带作用，为年轻导师提供各种参加学术交流会议的机会。学校还可以对研究生培养实行导师组制度，加强导师间的交流与合作，从而发挥全体导师的作用，提高整个导师队伍的指导能力和水平。另外，学校可以将学术高深、师德高尚、经验丰富的优秀导师作为先进典型

进行宣传，举行优秀导师先进经验交流会，实行导师"互导制"，指定德才兼备、有经验的导师对新导师进行指导、监督，举办导师论坛等学术活动和研究生教育活动，多层次多渠道地加强导师的师德风范和敬业精神的培养，努力营造良好的育人氛围等各种方法，让每位导师认识到自己存在的差距，从而提高自身的素质，更好地去指导研究生[6]。

参考文献

[1] 李刚，洪艳，赵春晖. 研究生创新能力培养的对策研究[J]. 学位与研究生教育，2007（增刊）：42-44.

[2] 教育部学位管理与研究生教育司. 教育部关于做好全日制硕士专业学位研究生培养工作的若干意见[Z]. 教研〔2009〕1号.

[3] 刘建树，陆嵘，刘海峰，等.研究生导师队伍建设若干问题的思考[J]. 东华大学学报（社会科学版），2010（6）：140-142.

[4] 康宇. 试论我国高校研究生导师队伍建设的主要途径[J]. 黑龙江教育（高教研究与评估），2007（6）：24-25.

[5] 杨海君，贺建华，卢兆银. 高等农业院校研究生导师聘期量化考核的实践与思考[J]. 南华大学学报（社会科学版），2007（2）：91-93.

[6] 郑晓静，闫迎春. 硕士研究生教育质量保证体系中导师队伍建设的思考[J]. 黑龙江教育（高教研究与评估），2008（10）：8-10.

加强体制创新全面提升研究生培养质量

　　1981 年颁布的《中华人民共和国学位条例》标志着我国现代学位制度的正式确立。三十年来，我国学位与研究生教育始终坚持以质量为生命线，不断完善体制机制，保障研究生培养质量，为国家输送了大批社会主义现代化建设急需的高素质人才，为实现"科教兴国"重大战略提供了坚实的人力资源保障。进入二十一世纪以来，经济全球化深入发展、科学技术日新月异，人力资源储备已经成为衡量一个国家核心竞争力的主要标志。为大力培养创新性人才与高层次应用型专业人才，发达国家开始对研究生教育进行了一系列改革创新，形成了研究生培养目标多元化、培养模式个性化、大力发展专业学位、产学研紧密结合等一系列新趋势。我国研究生教育在新的历史条件下面临着改革创新的重大问题，在步入研究生教育大国行列之后，如何保障研究生的培养质量，提高研究生的创新能力，是我国学位与研究生教育工作的重点与难点。对我国现行研究生教育体制进行改革与创新，是全面提高研究生培养质量的有效途径。

一、我国研究生培养存在的主要问题

1. 培养机制亟需改革

　　近年来，国内外政治经济形势发生了很大变化，科学技术水平也有了极大的提高，我国研究生招生规模增长很快，旧有的研究生培养机制已经不能适应这些新的形势和变化。学位制度建立初期，我国的研究生教育属于典型的"精英教育"，研究生教育规模极小，主要目标是为国家培养科学研究专门人才，促进学科学术水平的提高和科教事业的发展，因此带有明显的计划经济时代的特征。教育行政部门"管办不分"、高校缺乏自主权，这是计划体制带来的最明显的不利影响。教育主管部门从政策制定、项目审批、经费投入、人事任命等方面主导着高校研究生教育的发展，学校受到上述种种限制，在研究生教育工作中不能充分发挥自身能动性，培养目标过于整齐划一，不利于培养不同层次、不同类型的研究生，与我国经济建设需要各类专业人才的要求不相符合。培养模式单一，缺少个性化的培养方案，限制了学生从事学术活动的自主性，不利于创新性人才的培养，造成了研究生教育缺乏特色与个性，与市场联系不紧密等问题[1]。市场机制未能很好发挥对研究生教育的调控作用。市场经济体制下，市场调节机制是一切资源配置的主要手段，研究生教育要服务经济社会发展，离不开市场的导向作用，由于我国高校自主权不足，高校在人才培养方面对市场变化普遍不够敏感，很大程度上造成了培养出来的人才与市场脱节，许多专业的研究生面临就业难的问题，而一些国家需要大力发展的产业又缺少足够数量的高层次人才。

2. 研究生教育结构有待优化

随着研究生招生规模逐年增长，我国培养的研究生数量已经仅次于美国，跃居世界第二。然而在数量积聚到一定程度之后，如何优化研究生教育的结构，使之更好地为我国经济社会建设服务，成为了政策制定者需要解决好的一个关键问题。首先要解决的是研究生教育的学科设置、各学科培养研究生规模的结构问题。目前我国进入了经济社会转型时期，科学技术高速发展，一些学科设置结构、各学科人才培养规模结构与社会人才需求结构不匹配。近年来出现某些学科专业研究生就业难的迹象反映了其中存在的问题[2]。其次是研究生培养类型比例失调，培养模式与需求脱节。我国科学学位研究生比重过大，专业学位研究生严重缺乏，不能够满足当前社会对高层次应用型专门人才的大量需求，导致了供求失衡。三是研究生教育区域结构失衡。西部地区研究生教育资源严重缺乏，高水平的高等院校较少、师资力量匮乏、学科基础薄弱，导致西部地区研究生培养能力有限，远远不能满足国家实施西部大开发战略的人才需求。

3. 研究生培养质量保障体系、评价体系不完善

质量是学位与研究生教育工作的生命线。在研究生扩招的大背景下，要切实保障研究生的培养质量难度较以往更大。目前我国研究生教育质量有下滑的趋势，这与我国目前还未建立起完善的研究生培养质量保障体系有关。我国目前研究生培养质量主要由教育行政部门和高校进行监督保障，缺乏外部保障机制，此外，评价体系也不完善，存在缺乏社会力量参与的问题。我国研究生教育质量保障、评价体系呈现出重关键程序、轻过程管理，重内部考察、轻外部评价，重计划执行、轻监督控制等问题，在研究生扩招的大背景下，使得研究生培育质量难以保证。

4. 研究生导师队伍建设有待加强

研究生导师是研究生步入学术生涯的领路人，是研究生进行学术研究活动的启蒙者。研究生教育体制主要以导师负责为主，在学生、导师、管理部门三方互动的研究生教育体系中，导师发挥着至关重要的基础性作用。一名优秀的研究生导师不久能够帮助学生提高科学研究的能力，而且可以塑造研究生的个性、人格，甚至可以引起研究生思维方式的改变，因此，导师队伍建设对于提高研究生培养质量十分关键。目前我国研究生导师队伍建设存在的问题首先表现在由于研究生扩招造成了师生比例紧张，一些优秀的导师指导研究生数量已经到达十几个甚至几十个，受到时间和精力的限制，很难有效地对所有的研究生进行指导；其次是一些导师不是很熟悉研究生培养模式与流程，根据自己的要求来安排研究生培养计划，打乱了研究生培养的统一部署，不利于管理部门对研究生进行适时监控、评价；再次是有的研究生导师自身学术能力不高，研究课题与经费不足，缺乏指导研究生的实践经验，在单一的导师负责制的体制下难以保证研究生培养质量。

5. 缺乏高水平的研究生教育平台

研究生教育平台是为广大研究生、研究生导师以及教育行政管理人员提供的进行学术交流、探讨学习等活动的具有很强互动性的舞台，包括学术交流平台、信息建设平台等。我国全国性研究生学术交流平台十分缺乏，

国际间研究生学术交流活动较少，院校之间、学科之间、研究生之间交流的机会有限，不利于创新培养模式的建设，优质教育资源得不到共享，高层次创新人才难以脱颖而出。

6. 研究生学风建设有待加强

学风主要是指学生或学生集体在学习活动中表现出来的特点和作风。由于研究生扩招、社会风气以及管理制度等原因，目前研究生学风方面存在着包括学术不端、不重视学习、工学颠倒、功利心重、学术心轻、创新意识缺乏等一系列问题[3]。

二、加强体制创新，全面提升研究生培养质量

1. 以学科建设为龙头，提高研究生培养质量

重点学科建设是高校建设的核心，是高等学校实现人才培养、科技创新和服务社会三大功能的结合点和支撑点，建设一批高水平的重点学科，既是学校提高人才培养质量和加快高层次人才培养的需要，更是推进科技创新，提高学校综合实力和整体创新能力的需要。学科建设要成为提高研究生培养质量的主战场。随着研究生规模的迅速扩大，带来了资源相对不足和培养条件相对薄弱的矛盾。加强重点学科建设，是着力提高研究生教育培养质量的根本[4]。

2. 大力发展专业学位研究生教育

随着我国经济社会、科教事业的高速发展，我国已进入经济转型时期，当高等教育已经进入大众化阶段后，市场对高层次人才的需求也相应地发生了变化，大批的研究生毕业后并没有从事科研、教学工作，而是作为专业技术人才进入了事业单位，这就要求我国研究生教育必须转变思路，对整个研究生教育结构进行战略性调整，大力发展专业学位研究生教育，为社会培养高层次应用性专业人才，满足市场对高学历专业人才的巨大需求，这是发达国家研究生教育的成功经验，也是我国经济社会发展的必然要求。

3. 加强研究生培养过程管理

"过程管理"是现代组织管理方法中最基本的一种。应用到研究生培养管理中就是将包括课程学习、开题论证、中期考核、论文评审、预答辩与答辩在内的整个研究生培养流程看成是一个动态的过程系统，应用系统论、信息论、控制论等理论优化流程，及时发现并解决培养过程中的问题，以期最优地实现研究生培养目标的管理方法。要切实保证研究生培养质量，必须对整个研究生培养阶段进行全过程严格管理，指望依靠控制研究生培养过程中的若干个关键环节来有效实施研究生培养质量管理是不符合研究生教育客观规律的。研究生导师、院系及高校研究生管理部门应该明确不同类型、不同层次研究生的培养目标以及据此而制定的培养方案，熟悉研究生培养过程，紧密关注培养过程中的每一环节，按照既定的标准对实施情况进行考核、评价，并运用反馈控制等方法对出现的问题予以及时纠正。

4. 加强导师队伍建设

我国研究生培养主要是实行"导师负责制"，导师在保障研究生培养质量工作中发挥着举足轻重的作用。要加强导师队伍建设，首先是保证导师队伍的素质，这就要求高校在做新增导师工作时必须制定好科学合理的选拔标准，在进行导师遴选时要严格坚持标准，保证新增导师具备较强的业务能力和道德素质，能够切实履行研究生导师的职责。其次是要开展研究生导师讲座，重点讲解培养研究生的模式、流程、要求及研究生教育的整体环境，提高其指导研究生的能力。再次就是要注意完善研究生与导师的沟通渠道，增加师生彼此了解程度，对研究生整个培养过程也起着重要作用。

5. 建设高水平的研究生平台

目前我国培养的研究生普遍缺乏实践能力与创新能力、科研思维不够活跃、学术视野不够开阔、交流合作能力不强，缺少高水平的研究生学术交流平台是形成上述问题的一个主要原因。研究生教育本身是一个开放的系统，需要与外界进行广泛的交流与合作。学术交流平台能够扩大区域之间、校际之间、学科之间、研究生之间的学术交流与合作，共享优质教育资源，创新研究生培养模式，促进高层次创新型人才的培养，对活跃研究生的学术活动，营造浓厚的研究生创新氛围，具有重要的引领和带动作用。以高水平的重点大学为依托，充分利用国家重点学科、重点实验室等优质研究生教育资源，以一级学科为基础，以全国博士生学术论坛和全国研究生暑期学校为主要形式的研究生学术交流平台是保障研究生培养质量，促进创新性人才脱颖而出的重要举措。

6. 推动研究生学风建设

研究生学风建设是提高研究生培养质量的重要保障，一个学生、一个集体的学习风貌直接决定了他（他们）能够在学业上取得的成绩。针对目前研究生学风建设中存在的一些问题，建议从以下方面着手，推动研究生学风建设：首先是帮助研究生塑造正确的人生观与价值观，使广大研究生树立回报社会的职业理想和为人民服务的道德理想，增强研究生的责任意识和危机意识，促使其自觉地学习，克服急功近利的浮躁心态；其次是建立一支高素质、懂管理、重实际的行政后勤队伍，为广大研究生提供良好的学习、生活环境；三是改革教学模式和方法，探索适应研究生教育新特点、新变化的教学手段，尊重学生的个性，形成师生互动的学术氛围。

进入二十一世纪以来，世界经济与科技发展日新月异，呈现出大量新特点、新变化，我国经济社会也进入转型的关键时期，我国研究生教育必须准确判断形势，主动改革以适应这些新的变化。研究生教育作为高等教育的最高层次，保障研究生教育质量是最为关键的核心问题，我国目前研究生培养质量还存在着体制机制僵化、结构失衡、平台匮乏、学风涣散等问题，从学科建设、导师队伍质量、研究生培养过程管理、研究生学风建设等方面来改革创新研究生培养体制，将为全面提升研究生培养质量提供新的思路和模式。

参考文献

[1] 周晓芳. 研究生培养机制改革：本质、体系和问题[J]. 黑龙江教育（高教研究与评估），2010（3）：5-7.

[2] 段丹. 研究生教育结构战略性调整中的分类培养模式[J]. 广东教育学

院学报，2007，30（4）：43-46.

[3] 吴雪玲. 高校研究生学风建设探析[J]. 中山大学学报，2001，27（7）：150-153.

[4] 季光杨，永清，刘平. 重点学科建设与研究生创新能力培养的探索[J]. 中医教育，2010，29（2）：51-53.

中国特色现代大学制度的建设思路探析

一、现代大学制度的基本内涵

大学制度是协调、规范大学组织的各种行为，使其成为一个有机整体，以有效地适应环境的一系列的制度安排及运行机制。大学制度既是确定大学生存与发展的行为规范或规则，同时又是大学在长期的发展和实践中形成的道德、观念、习惯、风俗等。它一方面约束着大学的行动，另一方面又为大学的生存和发展提供自由活动的空间和范围，是大学在发展和办学过程中一系列权利和义务的集合。

大学制度作为一个制度体系，不同层次有不同体现，是非正式约束、正式约束和实施机构三者的统一。大学制度一般可以从宏观和微观两个层面进行界定。宏观的大学制度是指一个国家或地区的高等教育系统，包括大学的管理体系、投资体系和办学体制等；微观的大学制度是指一所大学内部的组织结构和运行机制，包括组织结构的分层、内部权力体系的构成等[1]。

二、学校大学制度现状及问题

（一）我国现行大学制度的基本情况

我国现在的大学内部的管理机构是完全仿效国家机关的管理架构设置的，架构内部的上下结构也一样，即科层制。随着国家公务员制度的调整和完善、政府管理的越来越细化，以及随着办学规模的扩大和教育为社会服务为经济建设服务目标的强化，大学为了对应上级部门以形成政令畅通的系统，就逐渐形成了完整的科层制与职能制相结合的行政管理系统。管理人员一般占全校教职员工的 20%或更多。党委成员一般是由书记、校长、副书记、纪委书记、中共党员副校长等组成，学校的大事都是在党委集体决策下由校长们分头去执行。公办大学的书记、校长、副书记、副校长均由相应的上级组织部门考察选拔和任命[2]。

（二）建设我国现代大学制度存在的问题

1. 大学与政府的关系不顺畅，办学自主权未充分落实

（1）政府的职能定位不准确。

长期以来政府集高校举办者、管理者多重角色于一身的情况没有根本改观，中央、省级及地市级政府教育主管部门对自身在高等教育管理中的角色及其作为缺乏科学的定位，思路不清晰，把握不准确，习惯于以政代教、政校不分。

（2）政府的职能转换不彻底。

在管理理念上，仍然是管控和指令大于服务与引导。在管理内容上，仍然是微观管理大于宏观调控，习惯于把理应属于高校的权力拿在手上，使高校始终不能摆脱政府从属机构的地位。在管理手段上，计划手段大于法制手段，习惯于运用行政审批和计划直接管理高校事务。在管理方式上，直接管理多于间接引导，较少用经济、法律、政策、信息和评估等手段进行间接管理，尤其是忽视了社会的参与作用。

（3）政府的管理控制不适度。

政府不仅直接管理大学，而且是大学资源惟一或主要的供给者。大学的职责功能、活动范围、管理权限等，均由政府直接决定和规范，其所需要的资源也由政府统一调配。大学被纳入国家行政序列，同时被赋予相应的行政级别，大学的领导由政府任命，大学执行政府的指令、服从政府的管理。

（4）政府的教育法制不健全。

高校法人的性质与行政主体资格不明确，政府与高校的权利与义务关系亦缺乏具体的规范，以致高校缺乏作为独立法人实体所应具备的自我发展、自我管理、自我约束的能力。同时，维护与落实教育主体权利与义务

的教育程序法仍是教育立法的盲点,已出台的教育法律缺乏实施细则等配套法规,缺乏健全的监督评估机制,而且也没有合适的救济渠道,高校办学管理自主权受到侵犯的问题一直无法解决。

(5)政府的教育投入不到位。

按照联合国教科文组织建议的标准,教育投入应占国家国民生产总值(GDP)的6%,世界平均水平为4.19%左右,欠发达国家平均水平为4.11%左右。1993年,我国就提出,财政性教育经费要达到国民生产总值的4%。2006年,党的十六届六中全会再次强调4%的目标,但一直没有实现[3]。

2. 大学内部治理结构不合理,行政权力与学术权力失衡

(1)高校的领导体制行政化。

行政权力过多介入学术事务,干预学术权力的现象比较普遍。学术权力的弱化影响了学者的积极性与创造性,降低了行政决策的科学性和执行力。党政相互制衡的组织设计,有可能造成管理实践中法律与政治及组织框架之间的种种矛盾与摩擦,使书记与校长可能处于博弈、牵制状态。

(2)高校的管理模式机关化。

目前,高校内部管理体制上存在的最大问题,就是官僚化、衙门化。学校对教育行政部门的依附和主从关系日趋强化,大学校内学术对行政的依附和服从现象十分严重。大学特定的学术性被轻视,行政权力凌驾于学术权力之上,行政机构主导大学的教学和科研,大学的教学与科研管理越来越像行政机关管理。

(3)高校的教学地位边缘化。

长期以来,我国大学多重科研轻教学,大多以发表论文多少作为晋升依据,导致教师不安心、不用心教学。许多教师把自己的时间和精力主要放在写科研论文、搞科研课题、出科研成果上,很少有时间顾及教学、与学生交流沟通等,导致教学地位、水平和教学质量的下降。

(4)高校的学术风气庸俗化。

一是学术上的造假、抄袭、剽窃、粗制滥造现象时有发生,污染学风。二是学术上的近亲繁殖与门户之见以及学术评审中的歪风邪气在某些学校里大行其道。在职称评聘、课题评审、成果评奖等涉及个人名利地位的活

动中，泛滥于社会的权钱交易、权学交易、钱学交易等丑恶现象在某些大学里愈演愈烈，学校异变为学店。三是缺乏对崇高学术的耐心和敬仰，缺少对真理和知识的追求和执着。

（5）某些高校的民主管理形式化。

目前许多高等学校的权力掌握在一些职能部门手中，使部分教师民主管理的权利还停留于口号和形式。虽然行政队伍中也不乏业务骨干、技术精英和管理能手，但由于整个高校体制是高度集权的行政体制泛化的结果，所以这些人员也被行政化和机关化了，而教师的民主管理和教授治校只能退居其次[4]。

3. 大学与社会的关系存在某些不协调，大学精神遭到侵蚀

（1）大学与社会的边界问题难以界定，受社会不良风气影响严重。

一方面，大学必须积极参与社会变革，回应时代的呼唤；另一方面，大学又必须保持其相对独立性，坚守支撑大学存在的理念与精神。商品化、世俗化、拜金主义、极度功利主义等不良思潮不断地侵蚀大学的领地，导致某些大学传统精神的流失。一些大学的办学目标过于功利化，大学传承学术和发展学术的功能不断弱化。

（2）大学主动适应社会需求、引领带动社会发展的能力不强。

高等教育进入大众化阶段后，大学的社会服务功能日益凸显，由于当前制度性的原因，我国高校办学某些自主权难以有效落实。一些大学办学受政府影响严重，计划经济时代的管理模式明显，主动适应社会需求、引导社会发展能力不强。高校办学方向、专业设置、招生计划、教学安排更新缓慢，跟不上经济社会发展速度。

（3）社会评价体系尚不健全。

受传统体制弊端的影响，我国现有的教育评估机构和专业认证机构的官方色彩较为浓厚，受行政干预的影响较大，在很大程度上扮演着行政部门代言人的角色，导致评估或认证行政行为化，影响评价的客观公正性与科学性，造成评价活动及评价结论的随意性，不能真正发挥中介评价机构在高校、政府、社会之间的沟通、反馈与导向作用[5]。

三、建设中国特色现代大学制度的思路

（一）转变政府职能，确保大学办学自主权

第一，在现代大学制度建设进程中，政府应明确自身的管理角色、转变自身的管理职能、下放自身的管理权限、注重自身的管理服务、强化中介的管理形式，起到宏观调控的作用。

第二，政府要加大教育投资，创新高等教育投资体制，健全高等经费管理体制，推进科学制度体系建立与完善。

第三，要建立健全高等教育分级管理制度，调整政府与高校的关系，扩大高校管理自主权。

（二）改革和完善高等学校内部管理制度

1. 完善党委领导下的校长负责制

党委领导下的校长负责制是一个完整的体系，应明确高校内部党政之间的关系，既不能搞两个中心或党政不分、以党代政，也不能削弱党的领导。党委领导不等于党委书记个人领导，校长负责不等于校长专制。完善党委领导下的校长负责制，关键是明确党委与行政之间领导与被领导、决策与执行的关系以及贯彻好党的民主集中制。

2. 加强大学制度内涵建设

高校内涵建设涉及范围广、内容多。诸多学者在学校内部制度建设与管理实践研究中，主要探讨了人事制度、教学管理、师资队伍、学术研究、教育经费、章程建设、人才培养、领导选聘等方面要加强制度建设。

3. 优化大学组织结构

优化大学组织结构应遵循以下几个基本原则：一是要有利于扩大基层教学科研单位的自主权，更好地遵循教学和科研活动规律；二是要有利于对基层教学科研单位实行扁平化管理，提高行政效率；三是要有利于加强学科交叉和融合，促进学术创新；四是要有利于行政部门管理职能的整合和精简，更好地为教学科研服务；五是要有利于发挥学术组织在学科建设、

学术发展和教学科研中的作用。

4. 营造教授治学的优良环境

减少学校行政对学者和学术事务的干扰，对学术与行政进行合理分权，防止行政挤压学术生存的空间。应推行教授委员会（学术研究委员会）制度，赋予并尊重其教学育人、学术发展、学科与专业建设的权力，营造大学教授治学的优良环境，从制度层面引导鼓励并保证教授参与大学的学术管理，行使教学和科研管理权。

5. 加强民主管理的制度建设

第一，要完善民主管理和决策的制度。以教职工和学生为核心的大学利益相关者的广泛参与是大学民主管理的基础。要通过建立健全教职工代表大会制度、学生代表大会制度、校友会制度等多种形式，畅通意见表达渠道，最大限度地保障利益相关者的知情权和参与权。第二，要建立权力制衡和监督机制。行政权力和学术权力要各安其位、各司其责，相互匹配、相互制约，避免任何形式的专权、强权。第三，要完善大学的信息公开机制。除了国家法律法规有明文规定需要保密的信息之外，学校的人事、财务、资产、教师、学生等各个方面的信息都要定期公开，接受师生质询和社会监督。

6. 制定和落实大学章程

大学章程相当于大学的"宪法"，是大学制度的重要载体以及大学管理和运行的根本依据。在大学章程制订中有三个问题亟待明确：一是大学章程的制订主体。二是大学章程的内容。三是大学章程的法律地位。大学章程是在国家法律框架内形成的"大学宪法"，应当成为大学的最高准则，不受任何个人意志和组织力量的干预和破坏。为保证大学章程的严肃性，要为其修改设定严格的程序。

7. 推进大学专业评价

首先，要孕育或组建专门的独立评价机构，机构经费应由公共财政保障，机构人员不应包括教育行政部门人员和大学管理人员，以保持其独立性。其次，要研制和完善评价方案。重点是在大学科学分类和解读国家质量标准的基础上，制定科学的评价指标体系，提供先进的方法和技术保障。再次，大学评价的所有信息，包括评价指标、评价程序、评价结果等要向社会公开，评价结果应成为政府对大学绩效考评的重要依据。

8. 强化教学工作的主体地位

抓好本科教学是提高整个大学教育质量的重点和关键。因此，应进一步完善包括教学激励和教学惩罚等内容的教学管理制度，强化教学的主体地位，引导教师注重教学、投入教学、研究教学，不断提高教学水平和质量。

9. 健全科学研究的管理制度

成立专门的学术规范监察委员会，形成有效的监督机制。特别是在职称评审、课题评审、成果申报等活动中，应首先对其是否符合学术规范进行认证，对于失范行为的惩罚，也须以建立相应的法规条例为依据。同时，应通过建章立制及学术道德建设，防范和治理学术失范与学风腐败。

（三）加强大学促进经济社会发展的能力

1. 加快建设国际高水平大学进程

我国应当把建成一批国际高水平学科作为主要目标，围绕学科的国际主流发展前沿和国家重大战略需求，结合学校已有基础和自身优势，明确若干优先发展学科领域，以建设高水平师资队伍为抓手，大力度地培养和引进具有国际影响力的学科带头人，整合各类学术资源，重点支持、优先发展，尽快在部分学科和学科方向形成比较优势和特色，使其能够率先达到国际先进水平。

2. 围绕现代产业体系建设和战略性新兴产业的发展，主动进行学科专业和人才培养结构调整

大学应当更加注重学科调整与设置的前瞻性和先导性，在深入分析和准确预判产业在未来一个时期的发展走向和需求的基础上，抓住时机，主动开拓和发展新的学科领域。要围绕产业部门对人才培养规格和质量的要求，积极调整人才培养结构，进一步推进人才培养模式改革创新[6]。

参考文献

[1] 韩水法. 大学制度与学科发展[J]. 中国社会科学，2002，(3)：77-78.

[2] 袁贵仁. 建立现代大学制度推进高等教育改革[J]. 中国高等教育，2000，(3)：21-23.

[3] 张应强. 制度创新与我国建设世界一流大学[J]. 科技导报，2001，(11)：3-6.

[4] 艾伦布鲁姆. 走向封闭的美国精神[M]. 北京：中国社会科学出版社，1994.

[5] 德里克·博克. 走出象牙塔—现代大学的社会责任[M]. 杭州：浙江教育出版社，2001.

[6] 杨移贻. 问题及其出路—高等教育理论研究与实践探讨[M]. 北京：中央文献出版社，2000.

第六编

研究生思想政治教育

第六编
研究生思想政治教育

我国研究生思想政治教育创新模式的构建思路

研究生教育是我国高等教育结构中的最高层次，承担着为我国社会主义现代化建设培养出高素质、高水平、高层次人才的重任，是我国综合国力的提高、国际竞争力的增强的重要保证，是我国实施科教兴国及技术强国创新战略中的重要拼图和战略目标。把研究生培养成为有理想、有道德、有文化、守纪律，德、智、体、美全面发展的社会主义事业建设者和接班人，为国家发展、民族振兴和社会进步提供合格人才，是研究生教育改革面临的重要课题。

一、我国研究生思想政治教育研究现状和趋势

随着我国研究生教育的不断发展，截至2011年，我国在校研究生（硕士）人数达400万~500万左右。为了加强研究生思想政治教育工作，2000年教育部颁布了《关于加强和改进研究生德育工作的若干意见》（以下简称《意见》），《意见》全面客观地分析了研究生德育工作存在的问题，要求"充分认识加强和改进研究生德育工作的重要性和紧迫性；采取切实措施，加强和改进研究生德育工作；建立和健全研究生德育工作管理体制，切实加强领导。"《意见》颁布后，极大地改善了研究生思想政治教育工作的大环境。各高校相继成立专门机构，配备专职人员，明确工作体制。研究生思想政治教育工作逐步规范化、制度化。党的十六大以后，研究生思想政治教育工作坚持以邓小平理论和"三个代表"重要思想为指导，深入贯彻落实科学发展观，在继承中创新、在改革中发展[1]。在中央《中共中央国务院关于进一步加强和改进大学生思想政治教育的意见》（中发〔2004〕16号）的指导下，各高校结合工作实际，进一步完善研究生思想政治教育工作管

理体制，健全组织机构，强化队伍建设，整合教育内容，加强工作研究，取得了令人鼓舞的成绩。当前，我国实施"科教兴国""人才强国"战略，加快拔尖创新人才培养成为必然选择。思想政治素质是拔尖创新人才成长成功的重要基石，研究生是拔尖创新人才的重要来源。因此，如何进一步提高研究生思想政治素质，是当前研究生思想政治教育工作面临的一个紧迫而重要的命题。

二、我国研究生思想政治教育存在的主要问题

1. 对研究生思想政治教育的战略地位认识不足

目前，在研究生层次，教育部门往往重视专业知识结构、科研能力的培养和学位论文工作的完成，其实，研究生阶段更需要有效、可行的思想政治教育手段，有些甚至把研究生等同于本科生，把对本科生进行思想政治教育的那一套教育方式简单地照搬过来，忽略了研究生在年龄、社会阅历、知识背景、思维方式以及学习生活方式等方面的特殊性，混同了思想政治教育的对象和层次，使得研究生的思想政治教育缺乏针对性、系统性、连续性[2]。

2. 研究生思想政治教育队伍建设有待加强

一方面，当前许多高校对于研究生的思想政治教育由研究生院、院系、导师甚至班主任等多方参与，但在实际工作中由于缺乏专职的研究生思想政治教育人员，可能存在一个"三不管"的真空地带[3]。所以急需建立一支专兼职结合的、高素质的研究生思想政治教育队伍。另一方面，培养和建立一支高素质的研究生思想政治工作队伍是十分必要的，要搞好研究生的思想政治教育工作，必须一支政治坚定，结构合理的高素质教育团队。

3. 研究生思想政治理论课教学亟需改革

随着我国改革开放和现代化建设的开展，对研究生马克思主义理论课进行了一定的改革和调整，并取得一定的成效，但在实际教学效果上还存在一些不理想之处。

4. 研究生主体参与意识不强

当前很多研究生对思想政治教育的认识还停留在对思想政治教育与专业教育孰重孰轻的比较上，没有认识到思想政治教育的发展是自身发展的必然的内在需要，更谈不上自觉地把思想政治教育融合到专业教育之中去[4]。

5. 研究生思想教育中教育方式缺乏针对性

在新形势下，国内、国际形势风云变幻，作为思想政治教育工作的实施者，更应该探索出新形势、新背景下研究生思想政治教育的新方法。培养研究生的过程是帮助他们树立人生目标、认识自我、认识社会的重要时期，就在这重要时期，并在社会转型期的客观环境影响下，研究生的价值选择遭遇到了许多困惑与苦恼，却又很少有人给予倾听或疏导，导致研究生自我教育能力较低，很容易做出一些极端行为[5]。

三、我国研究生思想政治教育创新模式的构建思路

在建设有中国特色的社会主义过程中，我国的高等教育正经历着一场巨大而深刻的变革。研究生是具备高素质的人才，肩负着实现中华民族伟大复兴的历史重任。近年来研究生招生规模大幅增长，研究生教育实现了跨越式的发展。然而，增长如此之快的研究生群体也给思想政治教育带来了新的问题与挑战。寻求和发现适合现时期研究生的思想政治教育方式方法，为我国培养全面素质与创新能力人才目标提供保障。

1. 系统考察我国研究生思想政治教育的历史得失

建国以来我国研究生思想政治教育工作大致可分为四个阶段：第一阶段为建国之初至 1966 年，为我国研究生思想政治教育的起步阶段；第二阶段为 1967 年至 1977 年，为我国研究生思想政治教育的停滞与混乱时期；第三阶段为 1978 年至 1988 年，可称之为我国研究生思想政治教育的整顿与恢复阶段；第四阶段为 1988 年至今，是我国研究生思想政治教育的发展与创新时期。通过对这四个时期研究生思想政治教育的系统研究，总结出工作取得成功的主要因素。系统思考研究生思想政治教育工作要取得成功，

应该如何与时代背景、政治环境、经济社会发展水平相适应。

2. 影响研究生思想政治教育实效的相关因素分析

构建研究生思想政治教育创新模式应该对与我国研究生思想政治教育密切相关的因素进行分析。相关影响因素包括宏观环境与微观环境，对研究生思想政治教育具有影响作用的宏观环境包括国际社会政治经济形势、政治意识形态、社会意识形态、不同阶层的价值取向、民族之间的沟通融合、我国经济社会发展水平、我国政治体制建设等大时代背景。宏观环境对研究生思想政治教育起着至关重要的作用，有时甚至是决定性作用，因此，要搞好当代研究生思想政治教育，深刻把握影响研究生思想政治教育的宏观背景因素是关键。同时对微观环境的把握可以说是最有效、最直接的提升研究生思想政治教育实效的途径。

3. 准确把握我国研究生思想政治教育存在的不足，提出具有针对性的创新措施

应该对研究生思想政治教育现存的主要不足进行分析，提出针对性的解决方案。力求从研究生思想政治教育模式基本指导理论出发，对研究生思想政治教育的理论体系、组织结构、管理模式、运行机制、工作方式等核心内容进行创新，使其与研究生思想政治教育的宏观背景及微观背景紧密相关，成为生动、活泼、科学、有效的教育模式，在思想政治教育实践中受到广大研究生的喜爱。

参考文献

[1] 卢黎歌，田建军. 六十年来我国研究生思想政治教育的回顾与反思[J]. 学位与研究生教育，2010（6）：24-28.

[2] 喻阳玉. 当前研究生思想政治教育之现状与对策研究[J]. 教育理论研究，2010（7）：235-236.

[3] 邓劲松. 研究生思想政治教育队伍的结构及其优化研究[J]. 高等教育研究，2011（10）：50-52.

[4] 张俊. 研究生思想政治教育的探索与创新研究[J]. 华中农业大学学报（社会科学版），2006（2）：16-19.

[5] 刘萍，苏玉琼，孔凡蓉. 论增强研究生思想政治教育实效性的有效途径[J]. 成都理工大学学报（社会科学版），2010（6）：82-86.

基于群体特征分析的研究生思想政治教育新思路

一、当前我国研究生思想政治教育的现状

长期以来，我国有关高校思想政治工作的文件基本是针对本、专科教育，各高校思想政治工作的主要对象也是本、专科学生。近年来，随着研究生招生数量的增加，在校研究生数量急剧上升。2000 年 4 月，教育部《关于加强和改进研究生德育工作的若干意见》文件中重点指出："研究生教育是高等教育人才培养的最高层次，是我国社会主义现代化建设高层次人才培养的重要来源，研究生德育是研究生教育的重要组成部分，在研究生的全面培养中具有不可替代的作用。"因此，研究生思想政治教育应当在研究生教育中占据重要的位置。

在当前的研究生招生模式下，具有一定规模的招生院校，研究生思想政治教育工作基本上采取由党委副书记牵头，以研究生处（院）为主体，各学院及导师直接管理的机制[1]。研究生的思想政治教育主要在学院和导师层面开展，只有集中进行政治教育时由研究生处（院）组织。随着研究生招生规模的逐渐扩大，生源成分也日益复杂，不少研究生面临来自学业、生活等各方面压力，容易出现心理问题，使得研究生的思想政治教育工作更加复杂多变，然而由于有限的高校研究生思想教育条件，研究生思想改治教育工作面临着新的课题和挑战。

二、当前我国研究生思想政治教育存在的问题

当前高校研究生思想政治教育存在以下几方面主要问题：

1. 思想政治教育重视不够

当前在高校和研究生自身层面，对于思想政治教育的重视程度还不够。长期以来，我国思想政治教育侧重于本、专科学生，缺乏针对研究生的思想政治教育。高校主管部门及院系领导普遍忽视对研究生进行思想政治教育，认为研究生道德素质高，不必花费过多精力、财力、时间，同时思想政治教育的隐形效果难以评估于工作成绩中，因而就出现了"重学术轻思想政治教育"的现象。在研究生层面，有调查显示，3.8%的研究生认为研究生思想政治教育对于自身发展完全没有作用，53.8%的研究生认为研究生思想政治教育对于自身发展的意义不大[2]。受功利主义的影响，部分研究生认为思想政治教育价值不大，对于接受思想政治教育的主动性、积极性十分欠缺。

2. 思想政治教育内容陈旧、形式单一

思想政治教育理论阐述缺乏时代感，同时，由于思想政治工作人员自身知识结构不健全等原因，回避或不能合理解释"热点""焦点"问题，这也影响着研究生思想政治教育的效果[3]。当前是信息时代、科技时代，面对研究生这一高层次人才，高校的思想政治教育仍对研究生采取讲授、规劝、测试、惩罚等强制、枯燥、形式单一的形式，而不采取符合时代特征的现代化形式，往往会增强研究生的逆反心理，认为思想政治教育是"紧箍咒""沉重包袱"，这与思想政治教育春风化雨、润物无声的初衷背道而驰。

3. 思想政治教育工作制度不健全

随着研究生招生规模的逐渐扩大，以往针对本科教育的研究生思想政治教育远远不能满足研究生的需求，研究生面临学业、生活等各方面问题不能及时得到疏导，导致心理问题发生的频率增高。目前，我国大部分高校还尚无健全的思想政治教育制度，思想政治教育工作开展不够规范，效果也不够明显。因而，将研究生思想教育工作摆到应有位置，逐步建立健全思想政治教育工作制度，建构良好的研究生思想政治教育氛围迫在眉睫。

三、研究生群体特征分析

随着研究生招生规模的扩大和社会就业形势的严峻，研究生群体出现新的特征，这对研究生思想政治教育工作也提出了新的要求，只有分析和把握研究生群体的特征，因材施教对其进行思想政治教育才能取得更大的成效。当前研究生群体主要表现在以下几方面：

1. 层次多样、年龄跨度大

研究生在培养方式上有全日制和非全日制；有博士、硕士、硕博连读、提前攻博等多种类型和层次[4]。求学者年龄从 20 岁出头到 40 多岁不等，有刚刚大学毕业的本科毕业生，也有工作多年后考取的在职工作人员，由于年龄差距较大，社会阅历、心理素质等方面存在较大差异。应届本科毕业生接触社会机会少，实践经验不足，思想比较单纯；社会在职人员，社会阅历较为丰富，思想相对成熟。以上因素形成了研究生群体层次多样、年龄跨度大的总体特征。

2. 思想成熟、独立性较强

研究生群体大多处于青年晚期和成年期，已经形成了自己的世界观、人生观和价值观，在思想上比本科生和专科生更加成熟，在考虑问题方面比较现实，能对事物做客观判断[5]。同时，该群体大部分受过正规高等教育，有较高的知识水平和独立的判断能力，能客观冷静地分析和处理问题，具有更强烈的主体意识和独立性，追求自由、平等，也希望能够实现自己的人生价值。

3. 专业分散、集体意识淡薄

研究生群体一般专业比较分散，与本科生相比，研究生的招生规模小，一个专业往往只有几个学生，且研究方向又各不相同；同时，目前研究生培养大多采取导师负责制，大部分研究生日常时间是跟随自己的导师完成课题，研究生之间缺乏交流沟通的基础和平台，对班级和集体的依赖性相对较低，集体意识比较淡薄。

4. 学习任务重、心理压力大

研究生主要在导师的指导下从事科学研究，需要重点培养"提出问题-分析问题-解决问题"的能力，任务重、难度高，与本科阶段被动的学习模式完全不同；同时，相当部分研究生是跨专业进入高校接受教育，他们对所学专业缺乏充分了解和深刻认识，没有相应的专业基础，这也限制了研究生学习和科研能力的发挥[6]。研究生普遍存在多方面的心理压力，如经济压力导致的自卑心理；学业压力导致的恐惧心理；扩招后就业压力导致的焦虑心理；情感压力导致的孤独心理；人际交往压力导致的抑郁心理等。已婚研究生，可能面临"上有老，下有小"的家庭负担，既要照顾家庭，又要顾及学业，精神和身体上受到双重考验；未婚研究生，年龄增大，要求经济独立、思想独立的认识增强，难免在工作和学习中出现焦虑、抑郁、紧张等心理问题。这些压力如果长期得不到有效的宣泄，容易给研究生造成不同程度的心理疾患。

5. 就业期望值高、挫败感强

伴随着研究生不断扩招的形势，研究生就业"皇帝闺女不愁嫁"的时代已经成为过去时，面对"自主择业、双向选择"的就业制度，研究生职业期望仍然普遍较高，因而在面临严峻的就业形势时，容易产生巨大的心理落差，严重危害身心健康[6]。在职业选择中，大多数研究生执意追求社会地位高、经济收入高、工作环境好等的工作，这种态度往往使其找不到满意工作时产生强烈挫败感和苦闷心理。

四、加强研究生思想政治教育的建议

作为高校培养人才的最高层次，研究生肩负着国家历史使命，他们教育的成功与否将会直接影响国家的未来，教育部门、高校领导应充分认识研究生思想政治教育的重要性与紧迫性。高校领导应改变观念，适应现实，真正对研究生负责，将其摆放到思想政治教育主体的位子上，逐步建立健全思想政治教育工作制度，以指导和规范研究生思想政治教育工作的开展；高校思想政治教育工作人员也应及时更新知识和教育方法，以适应新时代的研究生思想政治教育工作；同时也应促使研究生自身认识到思想政治教育的重要性，积极主动参与其中。

针对研究生这一特殊的高层次人群，对其进行思想政治教育应当充分考虑到其群体特征，突出特色、因材施教，才能取得良好的教育效果：① 在实际工作中，高校思想政治教育工作人员应当考虑到研究生群体这种学历层次参差不齐、思想多样的基本特点，对其开展多样化、个性化的思想政治教育；② 研究生群体大部分具有较高的知识水平和独立的判断能力，具有更强烈的主体意识，因此对其进行思想政治教育时要更注重内容和方式的合理性；③ 针对研究生专业分散、集体教育机会不足的情况，应当充分发挥导师的作用，给研究生树立在科研和生活的良好榜样，对有心理压力的研究生及时进行疏导；④ 面临家庭和学习的双重负担的研究生，他们的心理问题不是靠单一的教育方式能解决的，必须结合研究生群体的不同个性特征，通过发挥高校思想政治各种教育资源，开展多渠道、经常性思想政治工作，才能起到教育的效果；⑤ 针对研究生就业期望值高、挫败感强这一特征，在对其进行思想教育时，要注重引导其正确定位自身职业目标，同时注意保护其自尊心。

研究生是一群高素质的知识群体，是人民群众中文化素养较高、思想比较开放、觉悟和能力比较高的先进群体。相对而言，他们有较高的自我认识、自我定位能力，然而教育者的正确引导仍然必不可少。针对新时代研究生的群体特征，开展适宜的思想政治工作，促使他们正确认识自己、评价自己、定位自己，才能使其成为国家现代化建设中的重要力量。

参考文献

[1] 侯晶，高峰. 当代研究生思想政治教育工作现状简析[J]. 思想政治工作. 2008（7）：34.

[2] 喻阳玉. 当前研究生思想政治教育之现状与对策研究[J]. 教学理论研究. 2010（27）：235-236.

[3] 张毅翔. 创新高校研究生思想政治教育机制[J]. 中共郑州市委党校学报. 2005（2）：92-93.

[4] 苏琳. 对于当前研究生群体特征及管理模式的研究与分析[J]. 时代教育. 2011（8）：144-145.

[5] 王平、马利杰、周磊，等. 针对研究生群体特征完善研究生思想政治教育的探讨[J]. 华北煤炭医学院学报. 2009，11（2）：270-271.

[6] 葛丽. 浅谈研究生经常性思想政治工作[J]. 法制与社会. 2010（12）：219-220.

第七编

研究生教育质量调查——基于重庆市的个案研究

第七编
研究生教育质量调查——基于重庆市的个案研究

重庆市博士生培养质量满意度调查分析

一、研究背景与目的

2014年底,我国GDP总量为日本的两倍多,日趋威胁美国的世界第一大经济体地位,经济社会的快速可持续发展表明我国的综合国力和全球影响力提升显著。在国际影响力不断增强的同时,竞争与挑战依然是我国当前面临的主要问题。竞争的核心在于人才,当前我国博士生教育规模已超过美国,跃居世界第一,但博士生培养质量与发达国家相比仍存在较大差距,尤其是在原始创新能力方面非常薄弱[1]。因此,我国博士生培养质量在国际上并未得到广泛认可,甚至有个别过激的学者以此为由建议取消我国博士生教育。

在上述背景下,重庆市人民政府对发展本市博士生教育、进一步提高博士生培养质量给予了极大关心。重庆市学位委员会办公室、重庆市教育委员会决定通过进行一次大规模调查研究,准确把握重庆市博士生教育基本情况,全面认识重庆市博士生培养质量现状,为博士生教育发展与改革提供决策参考。

二、研究内容与主要方法

2013年3月,重庆市学位委员会办公室、重庆市教育委员会学位管理与研究生教育处在重庆市6所博士生培养单位中开展博士生培养质量调查工作,并作为重庆市研究生教育教学改革重大课题,委托重庆医科大学研究生院负责完成调研工作。调研工作主要围绕规模、结构、质量、效益和文化等五个主要方面,综合考量科研成果、实践训练、职业导向和效益导向等四个主要的质量观念,较为全面地设计了重庆市博士生培养质量调查问卷[2]。

第一轮专项调研工作在 2013 年 5 月 1 日至 5 月 31 日进行，主要采取问卷调查、专家访谈、集体访谈及召开讨论会等研究方法获取主要数据和资料。课题组对重庆大学、西南大学、第三军医大学、重庆医科大学、西南政法大学、重庆交通大学等 6 所博士生培养单位进行了问卷调查，调查对象主要分为在读博士生、博士生导师、博士生教育管理人员、毕业博士生等。根据这 6 所高校博士生培养规模确定了问卷数量，共计发放调查问卷 1 480 份，共收回有效问卷 1 317 份，有效率为 88.9%（表 1）。

本文以重庆市博士生培养质量调查研究工作为基础，截取部分调查数据及分析报告，重点分析了重庆市博士生教育不同相关主体——在校博士生、博士生导师、管理人员及部分毕业博士生对博士生培养质量的满意程度，并以上述主体对重庆市博士生培养质量的评价为依据，对进一步提高重庆市博士生培养质量进行了思考。

表 1 重庆市博士生培养质量调查问卷发放表

单位名称	在校博士问卷	博导问卷	博士管理人员问卷	毕业博士问卷	单位问卷总数
重庆大学	400	50	20	50	520
西南大学	200	50	20	50	320
第三军医大学	150	30	10	30	220
重庆医科大学	100	30	10	30	170
西南政法大学	100	30	10	30	170
重庆交通大学	50	10	10	10	80
合计	1 000	200	80	200	1 480

三、重庆市博士生教育基本现状调查

1. 博士生教育规模

2013 年，重庆市共招收全日制博士生 1 233 人，其中学术学位 1 211 人，专业学位 22 人，在校博士生共计 4 275 人，在岗博士生导师 1 278 人。

从规模上比较，重庆市在西部五个省、自治区、直辖市（四川、重庆、云南、贵州、西藏）中仅次于四川，位居第二；在四个直辖市（北京、上海、天津、重庆）中位居第四，与天津较为接近。

2. 博士生教育结构

一是学科门类结构，目前重庆市研究生教育已涵盖全部13个学科门类。从在校生来看，博士生教育层次中医学门类所占比例最高，达到了33.64%，其次分别为工学和法学。经济学、历史学和艺术学所占比例最低，分别为1.68%、0.76%、0.31%，学科门类已经齐全，但不同学科门类的在校生比例不完全符合重庆市经济社会文化发展需求。二是学位类型结构，博士生招生规模中专业学位所占比例为1.78%，低于全国2.62%的比例，仍需加大专业学位博士生教育力度。三是性别结构，在校博士生中女性比例为38.85%，为1660人，在博士生教育层面，男生仍占主体地位。四是在校博士生年龄结构，博士生中26~28岁这一年龄段最多，占37.5%，攻读全日制博士学位的研究生中，仍以应届生及毕业后工作时间较短的学生为主。

3. 博士生学制

目前，重庆市部分培养单位已经开始实施弹性学制。博士生基本学制为三至六年，大部分高校为四年。调查问卷显示，博士生三年学制得到了大多数博士生（59.33%）的认可，而多数导师（50.76%）则认为博士生四年学制更合理。博士生更愿意在较短时间内毕业并获得学位，但导师从保障研究生培养质量的角度考虑，更趋向于较长学制。因此，在保持现有学制的基础上，平稳推进弹性学制改革，是符合重庆市研究生教育实际情况的。

4. 培养环节的时间分配

课程学习、科学研究及实践能力的训练构成了博士生培养的主体环节，各环节在研究生培养过程中所占比例可以反映不同学位类型博士生培养的侧重点。调查显示，学术学位博士生科学研究占整个学习时间的比例平均为40%~50%，专业学位博士生实践技能训练占整个学习时间的比例平均为20%~30%（表2）。

表2　博士生培养环节的时间分配　　　　　　　　　　%

培养环节/学位类型	学术学位	专业学位
课程学习	10~20	20~30
科学研究	40~50	10~20
实践能力训练	10~20	20~30
休息娱乐	<10	10~20

上述数据表明重庆市绝大部分培养单位已基本建立了不同学位类型的博士生培养模式，通过在培养环节有所侧重来确保实现不同学位类型博士生的培养目标。同时，专业学位博士生实践时间偏少与我国专业学位研究生教育整体培养目标不协调。

5. 博士生导师基本情况

从重庆市整体情况来看，目前实施的导师制度较为传统，单一导师制较为普遍，部分高校培养专业学位博士生已开始实施"双导师制"，少数高校已开始研究在专业学位博士生培养中引入导师组制度。

在导师指导研究生人数方面，重庆市各高校研究生导师指导的研究生数量普遍较多，平均每名博士生导师指导博士生3.19名。博士生导师大多还承担着指导硕士生的任务，因此平均一名博士生导师指导研究生比例更高，导致导师与学生交流沟通时间较少，在接受调查的博士生中，平均每月师生交流次数为3.33次。

指导博士生撰写学位论文是导师的主要工作之一，博士生对导师此项工作较为满意，大部分博士生认为导师对其撰写学位论文帮助较大（表3）。但是，除了指导博士撰写学位论文外，导师对博士生学术生涯的影响程度不够。调查结果显示，导师对博士生成长过程中的治学态度、学术诚信和道德修养影响较大，而对其学术兴趣、实践能力的帮助相对较小（表4）。

表3　重庆市导师对博士生撰写学位论文的帮助情况　　%

不同学位类型/帮助情况	很大	较大	一般	较小	很小
学术学位	26.27	39.93	26.09	4.38	3.33
专业学位	19.70	37.88	30.3	6.06	6.06

表 4　导师对博士生学术生涯的影响程度　　　　　%

项目/评价	很大	较大	一般	较小	很小
专业知识	43.58	36.35	16.37	2.32	1.39
学术兴趣	36.56	36.8	22.42	2.83	1.39
科研能力	40.52	37.5	17.49	2.77	1.72
治学态度	54.53	34.5	9.57	0.80	0.61
道德修养	50.06	34.88	12.64	1.62	0.8
实践能力	39.82	37.1	19.38	2.79	0.92
学术诚信	53.29	34.93	10.01	1.25	0.52
其他	39.67	36.23	20.51	2.01	1.58

四、重庆市博士生培养质量满意度调查分析

博士生培养质量评价体系包含专业知识水平、科研水平、创新能力、外语水平和学术道德水平等多方面内容，不同主体对评价体系的认识不同、对评价体系的侧重点也不尽相同。课题组根据博士生培养目标、培养过程、高层次人才基本素质，结合 2007 年国务院学位委员会、教育部、人事部开展的全国博士质量调查工作所使用的主要评价指标，提炼出基础和专业知识水平、相关学科知识水平、外语水平、创新能力、组织与协调能力、使命感与责任感、学术道德水平、科研能力、学位论文质量、实践能力以及学术诚信水平等 11 项指标，用以考察不同主体对当前重庆市博士生培养质量的满意度。

1. 不同主体对博士生培养质量评价指标的侧重

博士生、博士生导师及管理人员普遍认为最能体现博士生培养质量的评价指标前三位依次为创新能力、科研能力、基础和专业知识水平，三者的认识基本一致，说明不同主体对博士生培养质量的核心要素认识较为统一（表 5）。

表5 不同主体对博士生培养质量的侧重　　　　　　%

项目/主体	在校博士生	博士生导师	管理人员
基础和专业知识水平	48.19	42.64	37.41
相关学科知识水平	38.3	18.6	22.3
外语水平	15.23	20.93	6.47
创新能力	61.22	68.22	69.78
组织与协调能力	17.58	13.18	11.51
使命感与责任感	6.91	16.28	9.35
学术道德水平	11.62	12.4	11.51
科研能力	59.5	56.59	66.91
学位论文质量	20.25	41.86	33.81
实践能力	21.35	13.18	18.71
学术诚信水平	13.81	18.6	18.71

2. 博士生对自身培养质量的满意度调查

整体来看，重庆市博士生认为自己在学术诚信水平、思想道德水平和学位论文质量方面表现很好，但在创新能力、实践能力和相关学科知识水平方面表现一般或较差（表6）。

表6 博士生对培养质量的自我评价　　　　　　%

项目/评价	较高	一般	较低
基础和专业知识水平	53.08	44.62	2.31
相关学科知识水平	42.31	52.31	5.38
外语水平	46.15	49.23	4.62
创新能力	37.69	54.62	7.69
组织与协调能力	37.69	57.69	4.62
使命感与责任感	34.62	60.00	5.38
思想道德水平	57.69	42.31	0

续表

项目/评价	较高	一般	较低
科研能力	52.31	44.62	3.08
学位论文质量	54.62	43.08	2.31
学习投入程度	54.62	43.85	1.54
实践能力	46.92	47.69	5.38
学术诚信水平	70.00	30.00	0

3. 重庆市博士生对自身培养质量满意度较高的指标

（1）学术诚信水平。

调查结果显示，学术诚信水平是博士生对自己在学期间最为满意的方面，70%的博士生表示自己在学术诚信方面表现较好，30%的博士生表示表现一般，没有博士生认为自己在学术诚信方面表现不佳。

（2）思想道德水平。

调查结果显示，博士生对自己在学期间在思想道德水平上的表现较为满意，57.69%的博士生认为自己的思想道德水平较高，42.31%的博士生认为自己的思想道德水平一般，没有博士生认为自己的思想道德水平很差。

（3）学习投入程度。

重庆市博士生对学习投入程度非常高，54.62%的博士生认为自己对学习非常投入，43.85%的博士生认为自己对学习比较投入，仅有1.54%的博士生认为自己对学习投入不够。上述数据也与博士生在学期间的时间分配调查结果相符。

（4）学位论文质量。

学位论文作为反映研究生培养质量的核心指标，得到了重庆市各研究生培养单位的高度重视，学位论文质量也成为博士生普遍较为满意的评价指标。54.62%的博士生认为自己的学位论文质量较高，43.08%的博士生认为为质量一般，仅有2.31%的博士生认为学位论文质量较低。

（5）基础和专业知识水平。

重庆市博士生基础和专业知识较为扎实，53.08%的博士生认为自己在这方面表现较好，44.62%的博士生认为表现一般，仅有2.31%的博士生认为自己在基础和专业知识方面有所欠缺。

（6）科研能力。

重庆市各高校对博士生科学研究较为重视，博士生也在科学研究方面花费了大量时间和精力。总体来说，52.31%的博士生认为自己科研能力较强，44.62%的博士生认为自己科研能力一般，仅有3.08%的博士生认为自己科研能力较差。

4. 重庆市博士生对自身培养质量满意度较低的指标

（1）创新能力。

创新能力是重庆市博士生满意度最低的指标，7.69%的博士生认为自己创新能力非常欠缺，54.62%的博士生认为自己创新能力一般，仅有37.69%的博士生认为自己创新能力较强。

（2）实践能力。

整体来说，重庆市博士生教育更重视学术研究能力的训练，对实践能力培养的帮助较小。5.38%的博士生认为自己实践能力非常欠缺，47.69%的博士生认为自己实践能力一般，46.92%的博士生认为自己实践能力较强。

（3）相关学科知识水平。

重庆市博士生普遍认为自己本专业的基础和专业知识较为扎实，但在知识的广度上较为欠缺。5.38%的博士生认为自己对相关学科知识的掌握有限，52.31%的博士生认为自己对相关学科知识掌握得一般，42.31%的博士生认为自己掌握的相关学科知识较丰富。

（4）使命感与责任感。

重庆市博士生在使命感和责任感方面较为欠缺。5.38%的博士生认为自己在这方面表现很差，60%的博士生认为自己表现一般，34.62%的博士生认为自己具有较强的使命感和责任感。

（5）组织与协调能力。

当代大型科研项目离不开组织协同，博士生的组织与协调能力是其培养质量的重要方面。4.62%的博士生认为自己组织与协调能力较差，57.69%的博士生认为自己组织与协调能力一般，37.69%的博士生认为自己的组织与协调能力较强。

（6）外语水平。

重庆市博士生对自身外语能力不够满意。调查显示，4.62%的博士生认为自己外语水平较低，49.23%的博士生认为自己外语水平一般，46.15%的博士生认为自己外语水平较高。

上述调查结果反映出重庆市研究教育起步较晚，与发达地区相比有一定差距。但随着近年重庆市经济社会的高速发展，博士生教育也得到了快速发展。总体而言，博士生在学术诚信、道德水平、学位论文质量、学习投入程度、基础和专业知识水平等方面自身满意度较高；在创新能力、相关学科知识水平、使命感和责任感、外语水平、组织与协调能力等方面不够满意。

五、进一步提高博士生对自身培养质量满意度的思考

1. 促使博士生教育主动适应经济社会发展需求

为提高重庆市博士生教育服务经济社会发展需求的能力、提高博士生创新能力，管理部门在研究制定重庆市博士生教育发展政策时，首先要更加注重需求导向，在培养规模、结构、质量、效益及文化上满足重庆市经济建设和社会发展需要，积极发展重庆市急需的战略性研究、科技尖端领域的前瞻性研究、国计民生重大问题的公益性研究等领域的博士生教育。其次要充分考虑和尊重不同区域、不同高校、不同学科和不同人才类型之间的差异，突出特色、发挥优势、合理整合教育资源，鼓励各具特色、多样化的发展模式。最后要做好顶层设计，在教育理念、培养模式、人才选拔、评价机制等方面，在基础研究、前沿高技术研究、新兴学科建设等方面，在创新精神、创新文化、创新方法等方面做好顶层设计，准确定位，发挥引领作用。

2. 进一步优化博士生教育结构

未来博士生教育的科类结构调整趋向应当是在稳步发展基础性学科的同时，进一步开展应用性学科博士生培养的探索工作，以适应博士生科类

结构的均衡化发展趋势，满足建设创新型国家对拔尖创新人才的需求。在优化学科门类结构的基础上，继续促进学位体系从侧重于学术学位向学术学位与专业学位并重转变，积极稳妥地扩大专业学位规模，增加专业学位种类，促进行业协会等第三方力量参与博士生培养。

3. 建立完善的博士生教育评估和质量保障体系

一是发挥市场在质量保障体系中的作用，把质量约束交给市场、交给社会，用市场机制来调节高等学校的服务职能和人才培养质量。二是改变政府在质量体系中的职能，政府在博士生教育质量保障中的行为模式应从严格控制转向到有效管理上来。三是建立健全高校内部质量保障体系，重点从理念、人员、条件、制度等几个要素进行建设。四是建立和发展高等教育行业组织，实行行业自律。五是吸引社会力量参与博士生培养质量保障体系，不断建立完善社会中介评估组织，发挥大众媒介在质量保障中的作用[3]。

4. 制定科学合理的培养目标

培养目标是将博士生教育成为一个什么素质的人才标准，因此，培养目标对于制定博士生培养计划、设计博士生培养模式具有提纲挈领的作用。重庆市应以经济社会发展需求为导向，加紧修订博士生培养目标，明确不同学科以及不同学位类型博士生培养目标。

5. 完善不同层次、不同类型的博士生培养模式

根据培养目标制定培养模式，试行弹性学制、探索导师组制度，实现分层次、分类型的培养模式改革。学术学位博士生要更多地参加课题研究和学术交流，培养学生的独立思考能力和创新研究能力；专业学位博士生要按照职业指向，创新课程体系和培养方式，满足特定社会职业对专业人才的需求。政府应加大对重庆市产学研项目的投入，制定配套优惠政策，鼓励企业设立研究生实践基地，参与博士生培养。

6. 搭建学术交流平台、畅通学术交流渠道,培养具有国际视野的复合型人才

重庆市博士生教育要坚持培养面向未来、适应现代科技发展的创新人才的基本原则,以激发学术灵感、启迪创新思维为主旨,以提升创新能力、增强交流协作能力、培养科学精神为目标,把学术交流纳入博士生培养计划,构建全体博士生均可自主交流、导师能够深度参与、跨专业师生能够共同研讨的普及型的校内学术交流平台。构建把国内高水平的博士生学术会议"请进来"共同研讨,促使博士生"走出去"到国内外著名大学访学交流,拓展视域,让博士生投入到实践基地、生产一线中锻炼科技实践能力的拓展型的校外学术交流模式。

7. 从培养模式着手,鼓励研究生创新

博士生教育模式应以鼓励创新为核心,把创新作为博士生教育考核的重要内容,从根本上解决博士生学习的动力机制问题,努力培养学生进行专业学习的兴趣,使每位博士生在学习过程中既有压力又有动力。学校要注重博士生综合素质的提高,对博士生的评价应当进行全面系统的考核。在实际工作中,学生的教育管理不能由教师包办得太多,而要发挥学生的"自我管理、自我教育、自我服务"的作用,特别是要调动博士生的积极性,给他们更多锻炼实践的平台,促进博士生创新能力的全面提高。

参考文献

[1] 黄宝印. 我国专业学位研究生教育发展的新时代[J]. 学位与研究生教育,2010(10):1-7.

[2] 王战军,李明磊. 研究生质量评估:模型与框架[J]. 高等教育研究,2012(3):50-62.

[3] 陈地龙等. 临床医学专业学位硕士研究生质量保障体系的构建与实践[J]. 学位与研究生教育,2011(7):73-75.

重庆市硕士生培养质量满意度调查分析

一、研究背景与目的

2010年,我国GDP总量正式超过日本,成为仅次于美国的世界第二大经济体。这一事件在中华民族伟大历史复兴历程中具有标志性意义,表明我国的综合国力和全球影响力进一步提升。在牢牢把握发展机遇的同时,我们也应清醒地看到,发展的道路不是一帆风顺的,机遇总是与挑战并存。归根结底,这是国际势力发展与竞争的结果,发展与竞争依旧是时代的主题。竞争的核心是高层次人才,当前我国已迈入研究生教育大国行列,但研究生教育质量却尚未得到国际广泛认可,我国培养的研究生许多无法在发达国家顺利获得从业资格。这一现状阻碍了我国研究生教育国际化进程,不利于我国建设人才强国战略目标的实现[1]。

在上述宏观背景下,重庆市人民政府高度重视本市研究生教育,2013年,重庆市学位委员会办公室、重庆市教育委员会设立"重庆市研究生教育质量调查研究"研究生教育教学改革研究重大课题,委托重庆医科大学研究生院进行课题研究,对重庆市16所硕士生培养单位进行问卷调查,力图摸清重庆市硕士生教育基本现状,把握当前重庆市硕士生教育面临的主要问题,进一步提高重庆市硕士生教育综合竞争力。

二、研究内容与方法

2013年3月,重庆市学位委员会办公室、重庆市教育委员会学位管理与研究生教育处委托重庆医科大学研究生院在重庆市16所硕士生培养单位中开展硕士生培养质量调查工作。重庆医科大学研究生院立即组织相关研究人员成立课题组，课题组成员在查阅大量文献的基础上，综合考量科研成果、实践训练、职业导向和效益导向等四个主要的硕士生教育质量观念，结合已有的问卷指标体系，较为全面地设计了重庆市硕士生培养质量调查问卷。

第一轮调查工作在 2013 年 5 月 1 日至 5 月 31 日间进行，主要采取问卷调查、专家访谈、集体访谈及召开讨论会等研究方法获取主要数据和资料。课题组对市内 16 所硕士生培养单位进行了调研，调查对象主要分为在读硕士生、硕士生导师、硕士生教育管理人员和部分毕业硕士生等。根据 16 所高校硕士生培养规模确定了问卷数量，本次调查共计发放调查问卷 4 720 份，共收回有效问卷 4 262 份，有效率为 90.3%（表 1）。

本文以重庆市硕士生教育质量调查研究工作为基础，截取部分调查数据及分析报告，重点分析了重庆市硕士生教育不同相关主体——在校硕士生、硕士生导师、硕士生教育管理人员及部分毕业硕士生对硕士生培养质量的满意程度，并以上述主体对重庆市硕士生培养质量的评价为依据，对进一步提高重庆市硕士生培养质量进行了思考。

表 1 重庆市硕士生培养质量调查问卷发放表

单位名称	在校硕士问卷	硕导问卷	硕士负责人问卷	毕业硕士问卷	单位问卷总数
重庆大学	500	100	20	50	670
西南大学	500	100	20	50	670
第三军医大学	300	100	10	30	440
重庆医科大学	300	100	10	30	440
西南政法大学	300	100	10	30	440
重庆交通大学	300	50	10	20	380
重庆邮电大学	200	50	10	20	280
重庆师范大学	200	50	10	20	280
四川外国语大学	200	20	10	20	250
重庆理工大学	200	20	10	20	250
重庆工商大学	200	20	10	20	250

续表

单位名称	在校硕士问卷	硕导问卷	硕士负责人问卷	毕业硕士问卷	单位问卷总数
四川美术学院	100	10	10	10	130
后勤工程学院	100	10	10	10	130
重庆市委党校	20	10	10	5	45
煤炭科学研究院	10	10	10	5	35
重庆科技学院	10	10	10	0	30
合计	3 440	760	180	340	4 720

三、重庆市硕士生教育基本现状调查

1. 硕士生教育规模

2013 年，重庆市招收全日制硕士生 14 868 人，其中学术学位研究生 8 964 人，专业学位研究生 5 904 人。在校硕士生共计 44 477 人，在岗硕士生导师 7 369 人，授予硕士学位人。从规模上比较，重庆市在西部五个省、自治区、直辖市（四川、重庆、云南、贵州、西藏）中位居第二，仅次于四川；在四个直辖市（北京、上海、天津、重庆）中位居第四，与天津较为接近。

2. 硕士生教育结构

一是学科门类结构，目前重庆市研究生教育已涵盖 13 个学科门类。从在校生来看，硕士生工学门类所占比例最高，达到了 28.77%，其次分别为文学和医学。农学、哲学和历史学所占比例最低，分别为 2.52%、1.92%、0.6%。二是学位类型结构，硕士生招生规模中专业学位比例为 38.36%，低于全国平均比例（40.32%）。总体来说，专业学位研究生教育规模略低于全国水平，仍需进一步扩大。三是性别结构，在校硕士生中女性比例为 50.46%，为 22 443 人，在硕士生教育层面，女生比例略高。四是在校硕士生年龄结构，在校硕士生中 23～25 岁这一年龄段最多，占 73.73%，攻读全日制硕士学位的研究生中，仍以应届生及毕业后工作时间较短的学生为主。

3. 硕士生学制及培养环节的时间分配

目前，重庆市部分培养单位已经开始实施弹性学制。硕士生基本学制为两年半至三年，绝大部分高校为三年。调查数据显示，多数硕士生（61.07%）认为硕士生两年学制较为适宜，大多数导师（75.99%）认为三年学制更有利硕士生的培养。管理人员的意见与导师基本相同。

课程学习、科学研究及实践能力的训练构成了硕士生培养的主体环节，各环节在研究生培养过程中所占比例可以反映不同学位类型硕士生培养的侧重点。调查显示，整体而言，硕士生课程学习所占比例较高，学术学位硕士生与专业学位硕士均为 20%~30%；学术学位硕士生科学研究占整个学习时间的比例较高，平均为 20%~30%，专业学位硕士生实践技能训练占整个学习时间的比例较高，平均为 20%~30%（表2）。

表2 硕士生培养环节的时间分配   %

培养环节/学位类型	学术学位	专业学位
课程学习	20~30	20~30
科学研究	20~30	10~20
实践能力训练	10~20	20~30
休息娱乐	10~20	10~20

4. 硕士生导师基本情况

从重庆市整体情况来看，目前实施的导师制度较为传统，单一导师制较为普遍，由一名导师指导的硕士生为75.59%。部分高校培养专业学位硕士生已开始实施"双导师制"，即一名校内导师与一名校外企事业单位高级职称人员共同培养硕士生。部分高校已开始研究在专业学位硕士生培养中引入导师组制度。

在导师指导硕士生人数方面，重庆市各高校硕士生导师指导的硕士生数量普遍较多，平均每名硕士生导师指导硕士生5.3名，导致导师与学生交流沟通时间较少，在接受调查的硕士生中，平均每月师生交流次数较少，学术学位硕士生为3.15次，专业学位硕士生为2.7次。

指导硕士生撰写学位论文是导师的主要工作之一，硕士生对导师此项工作较为满意，大部分硕士生认为导师对其撰写学位论文帮助较大（表3）。但是，除了指导硕士生撰写学位论文外，导师对硕士生学术生涯的影响程度不够。调查结果显示，导师对硕士生成长过程中的治学态度、学术诚信和道德修养影响较大，而对其学术兴趣、实践能力的帮助相对较小。

表3　导师对硕士生撰写学位论文的帮助情况　　　　%

不同学位类型/帮助情况	很大	较大	一般	较小	很小
学术学位	15.58	38.23	34.84	7.27	4.08
专业学位	14.51	39.07	33.97	7.50	4.94

四、重庆市硕士生培养质量满意度调查分析

硕士生培养质量评价体系包含专业知识水平、科研水平、创新能力、外语水平和学术道德水平等多方面内容，不同主体对评价体系的认识不同、对评价体系的侧重点也不尽相同。课题组根据硕士生培养目标、培养过程、高层次人才基本素质，结合 2007 年国务院学位委员会、教育部、人事部开展的全国博士质量调查工作所使用的主要评价指标，提炼出基础和专业知识水平、相关学科知识水平、外语水平、创新能力、组织与协调能力、使命感与责任感、学术道德水平、科研能力、学位论文质量、实践能力以及学术诚信水平等 11 项指标，用以考察不同主体对当前重庆市硕士生培养质量的满意度。

1. 不同主体对硕士生培养质量评价指标的侧重

对硕士生而言，硕士生、硕士生导师及管理人员认为创新能力、基础和专业知识水平、科研能力是反映硕士生培养质量的最重要指标。但三者对这几项指标重要性的排序略有出入，在校硕士生认为基础和专业知识水平最重要，其次为创新能力，第三位为科研能力；而导师与管理人员则认为创新能力最重要，基础和专业知识水平排第二、科研能力排第三。这反映出硕士生认为知识水平是硕士生培养的关键，要求硕士生具有较强的创新能力有些勉为其难。导师和管理人员则认为，硕士生培养质量也应坚持以提升创新能力为导向（表4）。

表 4　不同主体对硕士生培养质量的侧重　　　　　　%

项目/主体	在校硕士生	硕士生导师	硕士生管理人员
基础和专业知识水平	57.12	52.93	57.65
相关学科知识水平	30.33	23.63	22.35
外语水平	15.3	13.48	8.24
创新能力	54.11	54.69	58.82
组织与协调能力	19.24	13.28	12.94
使命感与责任感	13.5	10.74	11.76
学术道德水平	18.48	13.87	21.18
科研能力	50.06	52.34	50.59
学位论文质量	13.19	25	23.53
实践能力	40.27	27.34	36.47
学术诚信水平	13.23	16.02	17.65

2. 硕士生对自身培养质量的满意度调查

整体来看，硕士生对自己在学术诚信、思想道德水平和实践能力方面的培养质量满意度较高，在创新能力、使命感和责任感、相关学科知识水平方面满意度较低（表5）。

表 5　硕士生对培养质量的自我评价　　　　　　　%

项目/评价	较高	一般	较低
基础和专业知识水平	39.84	55.58	4.58
相关学科知识水平	26.41	65.52	8.06
外语水平	31.59	60.56	7.85
创新能力	22.55	63.47	13.97
组织与协调能力	32.20	60.40	7.40
使命感与责任感	39.60	50.40	10.00
思想道德水平	60.04	37.75	2.21
科研能力	31.78	60.53	7.69

续表

项目/评价	较高	一般	较低
学位论文质量	42.57	54.18	3.26
学习投入程度	42.08	50.10	7.82
实践能力	43.11	50.50	6.39
学术诚信水平	64.20	33.20	2.60

3. 重庆市硕士生对自身培养质量满意度较高的指标

（1）学术诚信水平。

学术诚信水平是硕士生对自己学习期间最为满意的方面，64.20%的硕士生认为自己表现较好，33.20%的硕士生认为表现一般，2.60%的硕士生认为自己在学术诚信方面表现较差。

（2）思想道德水平。

对硕士生的调查结果表明，思想道德水平满意度在全部指标中排在第二位，60.04%的硕士生认为自己的思想道德水平较高，37.75%的硕士生认为自己的思想道德水平一般，2.21%的硕士生认为自己的思想道德水平很差。

（3）实践能力。

大部分硕士生对自己的实践能力较为满意，43.11%的硕士生表示自己的实践能力较强，50.50%的硕士生表示一般，6.39%的硕士生表示较差。

（4）学位论文质量。

总体来看，硕士生对自己的学位论文质量较为满意。42.57%的硕士生认为学位论文质量较高，54.18%的硕士生认为质量一般，仅有 3.26%的硕士生认为学位论文质量较低。

（5）学习投入程度。

重庆市硕士生对学习投入程度很高，42.08%的硕士生认为自己对学习非常投入，50.10%的硕士生认为自己对学习比较投入，7.82%的硕士生认为自己对学习投入不够。

（6）基础和专业知识。

重庆市硕士生大多认为自身的基础和专业知识比较扎实，39.84%的硕士生认为自己在这方面表现较好，55.58%的硕士生认为表现一般，4.58%的硕士生认为自己在基础和专业知识方面有所欠缺。

4. 重庆市硕士生对自身培养质量满意度较低的指标

（1）创新能力。

创新能力是硕士生认为自身表现最差的指标。13.97%的硕士生认为自己创新能力非常欠缺，63.47%的硕士生认为自己创新能力一般，仅有22.55%的硕士生认为自己创新能力较强。

（2）使命感与责任感。

重庆市硕士生在使命感和责任感方面认为自身比较欠缺。10%的硕士生认为自己在这方面表现很差，50.4%的硕士生认为自己表现一般，39.6%的硕士生认为自己具有较强的使命感和责任感。

（3）相关学科知识水平。

重庆市硕士生认为自己在相关学科知识的广度上也比较欠缺。8.06%的硕士生认为自己对相关学科知识的掌握有限，65.52%的硕士生认为自己对相关学科知识掌握得一般，26.41%的硕士生认为自己掌握的相关学科知识较丰富。

（4）外语水平

重庆市硕士生大多认为自己外语水平较差。调查显示，7.85%的硕士生认为自己外语水平较低，60.56%的硕士生认为自己外语水平一般，31.59%的硕士生认为自己外语水平较高。

（5）科研能力。

7.69%的硕士生认为自己科研能力较差，60.53%的硕士生认为自己科研能力一般，31.78%的硕士生认为自己科研能力较强。

（6）组织与协调能力。

7.4%的硕士生认为自己组织与协调能力较差，60.4%的硕士生认为自己组织与协调能力一般，32.2%的硕士生认为自己的组织与协调能力较强。

五、进一步提高硕士生对自身培养质量满意度的思考

1. 完善硕士生教育投入机制

（1）完善财政拨款制度、加大硕士生教育投入。

针对目前存在的中央和地方拨款制度各异、拨款标准多年未变、拨款方式单一等问题，一是要扩大拨款范围，安排生均综合定额拨款。二是提高拨款标准。根据经济发展水平、物价变动情况和财力状况，建立拨款标准动态调整机制，逐步提高拨款水平。三是更加关注绩效。中央财政根据研究生培养质量、科研水平等因素安排中央高校硕士生教育绩效拨款，由学校自主安排用于硕士生培养。

（2）建立健全收费制度。

针对目前硕士生教育成本分担机制不健全等问题，首先要合理确定收费标准，明确硕士生学费标准制定的基本原则和考虑因素，制定符合地区经济发展水平的硕士生学费标准。其次是加强收费管理。明确硕士生学费标准制定程序、学费收取方式、学费收入管理等要求。最后是完善配套措施。制定落实学费补偿机制、奖助贷体系、"三助"制度等相关政策。

（3）完善奖助政策体系。

针对资助方式和经费来源较为单一、资助标准相对较低、各地情况各异等问题，以财政投入为主，按规定统筹高校自筹经费、科研经费、助学贷款、社会捐助等资金，建立健全多元奖助政策体系。各培养单位加大校内资助力度、鼓励捐资助学、吸引社会资金投入。

2. 加快硕士生教育国际化进程

一是要确立国际化教育理念，为国际化教育活动开展提供观念指导。通过确立国际化的办学理念，将硕士生的培养工作置于整个世界的大背景中进行考虑。二是建立国际化师资队伍，为促进硕士生教育国际化提供有力保障。国际化的师资是教育国际化的关键。大学教师在促进研究生教育国际化进程中扮演着尤为重要的角色，如果教师拥有国外留学、讲学经历，他们就可以通过讲课和讨论会与学生分享这种经历，从而使硕士生受到一种熏陶。三是注重课程设置的国际化，为硕士生教育的国际化提供实施载体。课程是实现硕士生培养目标的中介和桥梁。课程设置中，不仅应当尽可能地开设涉及其他国家和国际问题的课程，而且应当尽可能地使课程具有国际观点和开放视野。硕士生课程的国际化，不仅要通过课程内容、教材建设、外语教学、课程管理等形式引进他国的优质教学资源，同时，要鼓励双语教学，尤其要加大对原版教材的引进、编译工作，将国际最新理论成果传授给学生。此外，加强与国外大学之间对学历、学分的相互认可，实现教学评估的国际化，这些均是国际化课程设置改革的重要内容。在信息技术发达的今天，还应关注并利用国外丰富的网络课程资源。四是加强科研活动的国际化，为硕士生的科研创新创造良好环境[2]。

3. 完善招生考试制度，选拔拔尖创新人才

随着考研人数的不断增加，硕士生招生考试制度受到了越来越广泛的关注，改革考试制度也势在必行。尤其是推进硕士研究生招生考试"两段制"改革，在保障有效考察考生基础知识的前提下，加强对考生综合能力的测试。加大招生单位自主权，扩大推免生规模，形成对特殊人才的特殊选拔机制，提高创新人才选拔效率是重庆市硕士生招生考试改革的重点方向。

4. 加强高校文化建设，切实提高硕士生学术道德水平

（1）加强校园文化建设。

高校应在观念上、思想上回归到引导社会思潮的精神家园上来，营造"甘于寂寞""抵御诱惑""甘坐冷板凳"的学术氛围。高校应始终将学术道德文化建设放在首位，树立"声誉第一"的办学思想，建设"追求卓越"的高校文化。

（2）加强学风建设和学术诚信建设。

高校必须积极推进学风建设和学术诚信建设。加强对硕士生学术规范和学术诚信的教育，加强导师对硕士生的学习指导和师生交流，加强对学位论文的质量把关和内在要求，积极利用技术手段防止学术不端，对学术失范行为制定明确、严格的惩罚措施，从制度上推动学术诚信建设，防微杜渐，加大违背学术诚信的成本。

5. 加强培养过程管理，全方位提高研究生培养质量

硕士生培养过程管理，应着重做好三方面的工作：一是要逐步建立一支愿意为研究生教育事业服务、有较高的政治理论和政策水平、较强的管理能力，敢于大胆探索的管理人员队伍，做到机构健全，分工明确，责任落实。二是重视制度建设，要根据不同时期、不同要求，拟订出一套规章

制度，并在教学实践中不断充实、完善，使培养制度更趋合理、规范。三是要加强院系层面研究生工作干部队伍建设，要通过多种形式进行岗位培训，使他们能适应研究生培养工作的需要。

参考文献

[1] 王战军，李明磊. 研究生质量评估：模型与框架[J]. 高等教育研究，2012（03）.

[2] 叶硕，屠中华. 大力加强国际化教育提高研究生国际竞争能力[J]. 学位与研究生教育，2010（04）：22-25.

后　记

光阴似箭，既喜且恋。

极不平凡的 2020 年，我们一起经历的种种过往，好似还在昨天，2021 年却已然过去一半。转眼，又到了一年一度的毕业季，同学们提交论文、参加答辩、拍摄毕业照，校园里洋溢着一派青春活力。作为老师，和同学们一起修改论文、组织答辩、参加毕业典礼、拍摄毕业照，由衷地感受到同学们所带来的朝气和希望，期盼着同学们在新的人生阶段取得更好成绩。看到毕业论文里面致谢导师，除了感动，其实也更多地想感谢自己的学生们，学生是老师存在的理由，在教与学的交汇中，老师们也受益匪浅。

教育是国家富强的根本，更是个人成长成才的必由之路。我想，从学校走出去的每一位同学，都应该由衷地感谢我国教育事业给予我们改变命运的机遇，让我们有机会选择自己的人生，实现自身价值。

从我个人经历而言，中国教育事业的快速发展，切切实实地改变了个人命运。1999 年，我国高等教育开始扩招，向大众化阶段迈进，笔者正是在 2000 年初期进入高校学习。本科结束后，又赶上我国研究生教育快速发展时期，我也考上了本校研究生，继续攻读硕士学位，开始接触卫生事业管理学领域的学术研究。真正让我决心以教学科研为业，乃是博士阶段的学习，体味过学术研究之不易，感受过学术研究之快乐，慢慢找到了自己的奋斗方向，以读书、教书、科研、写作为毕生志业。此后，为继续提升自身基本功，我申请到了美丽的厦门大学，继续从事教育学博士后研究，本书正是成稿于我在厦门大学教育学博士后流动站工作期间。

由此观之，本科阶段更多的是打基础、拓眼界、塑品德的全面发展期，研究生阶段，才开始真正迈入学术研究大门。目前，研究生教育已成为我国培养高层次创新人才的主要途径。从 1949 年研究生在学人数仅 629 人，到 2020 年这一数字突破 300 万人，我国研究生教育快速发展，主动服务国家战略需求，提升了对经济社会发展的支撑和引领能力。医学研究生教育，是研究生教育的重要组成部分，极具代表性，医学研究生教育领域的一系列改革举措，体现甚至引领了我国研究生教育发展趋势。随着"健康中国"战略的实施和"人类卫生健康共同体"理念的推行，医学研究生教育无疑将在全球教育体系中扮演越来越重要的角色。

作为长期在医学院校学习工作的教学科研人员，笔者将主要研究兴趣聚焦医学研究生教育，围绕医学研究生教育领域的一系列热点、难点问题，从实践到理论层面进行了探讨。得益于中国博士后科学基金的资助，笔者能够将医学研究生教育领域的研究心得进行系统论述并出版发行。能够获得中国博士后科学基金并出版研究成果，首先应感谢我的博士后合作导师王洪才教授，王老师对我撰写项目申请书以及学术研究提出了很宝贵的意见，让我习得学术研究中"实"字的精义。还要感谢厦门大学教育研究院的郭建鹏老师、王璞老师、徐岚老师，他们在我研究过程中提供了很多有针对性的意见，同时也要感谢学院负责博士后工作的各位老师，还有各位师弟师妹们，他们都为我的研究工作奉献了智慧和汗水。我的工作单位西南医科大学长期开展医学研究生教育，为我的研究工作奠定了坚实基础。我所在的人文与管理学院，各位领导与同事都给予了我很多帮助，让我能够较为自主地开展研究。最后，本书的出版要感谢西南交通大学出版社的各位编辑同志和审稿专家，专业、严谨、细致、周到，为本书的出版付出了辛勤劳动。

终点又是新起点，下一个美好阶段，让我们珍惜时光，携手共进。

辛丑年甲午月癸卯日于鹭